T0024923

EDUCA LA SALUD CON LA MEDICINA TRADICIONAL Y NATURAL

EDUCA LA SALUD CON LA MEDICINA TRADICIONAL Y NATURAL

GEORGINA FERNÁNDEZ

Copyright © 2012 por Georgina Fernández.

Revisión del texto: Doctor en Ciencias Rubén Castillejo Olán.
Diseño de los dibujos: Profesor de Danza Roberto Siam

Número de Control de la Biblioteca del Congreso de EE. UU.:   2012918730
ISBN: Tapa Dura   978-1-4633-3964-7
                Tapa Blanda   978-1-4633-3963-0
                Libro Electrónico   978-1-4633-3965-4

Todos los derechos reservados. Ninguna parte de este libro puede ser reproducida o transmitida de cualquier forma o por cualquier medio, electrónico o mecánico, incluyendo fotocopia, grabación, o por cualquier sistema de almacenamiento y recuperación, sin permiso escrito del propietario del copyright.

La información, ideas y sugerencias en este libro no pretenden reemplazar ningún consejo médico profesional. Antes de seguir las sugerencias contenidas en este libro, usted debe consultar a su médico personal. Ni el autor ni el editor de la obra se hacen responsables por cualquier pérdida o daño que supuestamente se deriven como consecuencia del uso o aplicación de cualquier información o sugerencia contenidas en este libro.

Este libro fue impreso en los Estados Unidos de América.

Para pedidos de copias adicionales de este libro, por favor contacte con:
Palibrio
1663 Liberty Drive
Suite 200
Bloomington, IN 47403
Gratis desde EE. UU. al 877.407.5847
Gratis desde México al 01.800.288.2243
Gratis desde España al 900.866.949
Desde otro país al +1.812.671.9757
Fax: 01.812.355.1576
ventas@palibrio.com
411486

Í N D I C E

DEDICATORIA

......a la persona más importante que ha estado al lado de mi durante toda la vida, *la abuela Cuca, "que en paz descanse"*, a la que le debo eternamente el amor que me dio y sus magníficas enseñanzas, las que me permitieron en gran parte ser quien soy, a ella le dedico este libro.

AGRADECIMIENTOS

Estoy agradecida por todo lo que la vida me ha dado espiritual y materialmente, por las personas que han estado junto a mí en las buenas y las malas, por haber tenido personas excelentes que han enriquecido mi acervo profesional, pero quisiera hacerle llegar mil gracias de manera personalizada a las que tienen un lugar especial en mi vida:

A ti madrecita linda, por acunarme en tu seno, por tu amor y tu valentía ante la vida para criar a tus tres hijos;

A ti padre por darme la posibilidad de llegar a este país y hacerme ver que debía seguir el estudio y la preparación profesional para sentirme segura en el nuevo espacio en el que iba a vivir;

A ti hijo bueno, y es especial para ti el agradecimiento, porque eres tú la joya más valiosa que poseo y que me da luz siempre que me mira, tú que constantemente me animas a seguir adelante, a luchar por mi superación personal aunque esté en los momentos más difíciles;

A ti esposo mío por tu extraordinario apoyo en la crianza de mi hijo y en mi desarrollo profesional y por ser el "árbol" en el que me he recostado en los momentos tristes;

A ustedes hermanos muchas gracias por el amor que me han profesado siempre, los amo;

A ustedes mis sobrinos y familia que de una forma u otra han celebrado mis éxitos y me han dado siempre muestras de cariño.

Es muy importante reconocer la ayuda que me dieron personas para que elaborara y pusiera en práctica el primer Manual del cual surgió este libro:

La Doctora especialista en Medicina Tradicional y Natural Bárbara Angulo, profesora de la Facultad de Ciencias Médicas de Holguín, en Cuba, ella fue la que me adentró en el mundo de la Medicina Tradicional China, y me ayudó a guiar mi pensamiento en esta rama; a la Máster en Ciencias Leonor González, profesora de la Universidad de Ciencias Pedagógicas de la ciudad anteriormente mencionada, que contribuyó a poner en práctica parte de mi trabajo en la carrera de Biología;

A la Doctora en Ciencias Maritza Ulloa y a la Máster en Ciencias Tamahara Fernández, las que posibilitaron que se vincularan estos conocimientos en los diferentes tipos de cursos de la Facultad de Cultura Física de Holguín, Cuba y especialmente al Doctor en Ciencias Rubén Castillejo Olán, profesional cubano y amigo personal, que hizo la revisión de todo el texto, mejorándolo sustancialmente.

Gracias a todos mis amigos y compañeros por su apoyo emocional. A la editorial Palibrio que me indicó el camino correcto para que hiciera esta publicación, especialmente a mis representantes, los que siempre estuvieron pendientes del desarrollo del libro con mucha amabilidad.

PRÓLOGO

El hombre en la naturaleza está bajo la influencia del cielo y la tierra, (versa la tradición china), y los cambios climáticos y su traducción tiene repercusión en la salud, porque de ella, el hombre toma los alimentos, mantiene una estrecha relación con el lugar donde habita, y cuando no se adapta a los cambios climatológicos que se operan, entonces aparecen las enfermedades; como todo está en constante movimiento, los cambios que se operan modifican el comportamiento de la tierra y viceversa, y por lo tanto, el hombre tiene por necesidad que ser receptivo a esos cambios naturales, por existir una estrecha vinculación entre ambos.

Para comprender lo que significa la regulación de los componentes de la naturaleza, según la Medicina Tradicional y Natural, es necesario analizar las teorías que la sustentan, principalmente la Medicina Tradicional China (que es la más completa y objetivamente material de las estudiadas por las civilizaciones antiguas) y otras que junto a las concepciones modernas, posibilitan una interpretación bastante clara de esa palabra tan importante para el hombre que se denomina EQUILIBRIO, aspecto que constituye el pilar de estas terapéuticas.

Este material bibliográfico relacionado con la Educación para la Salud mediante la Medicina Tradicional y Natural, es un intento que se realiza para que los interesados encuentren información que pueda contribuir al conocimiento básico en la prevención y mantenimiento de la salud, en armonía con la naturaleza y sus cambios y utilizando diferentes formas de terapia de esta medicina.

Cuenta con dos capítulos, en el primero aparece un resumen de conceptos básicos que se han manejado en la literatura sobre la Salud y la Educación para la Salud, una breve reseña histórica y las bases teóricas que sustentan la Medicina Tradicional y Natural, haciendo énfasis en la Medicina Tradicional China; el segundo capítulo está dirigido básicamente para los educadores que desarrollan clases de Ciencias Naturales y particularmente en el área de las Ciencias Biológicas y las Médicas en los sistemas educativos, ofreciéndose recomendaciones para establecer vínculo con los conocimientos de esta medicina, estas son factibles adecuar al contexto que se escoja.

Este texto es el resultado de una investigación iniciada en el año 2002, y fue aplicada por la autora, con resultados relevantes en la práctica pedagógica cubana.

CONCEPCIONES TEÓRICAS DE SALUD Y LA MEDICINA NATURAL Y TRADICIONAL

"Cuando la salud está ausente
la sabiduría no puede revelarse,
el arte no puede manifestarse,
la fuerza no puede ejercerse,
la riqueza es inútil
y la razón es impotente"
Herófilo

1.1 La definición de Salud como base orientadora en la conceptualización de la Educación para la salud.

Durante el desarrollo de la humanidad, múltiples han sido las posiciones asumidas para referirse al contenido del término salud, cada una de ellas son el reflejo, en primer instancia, de la cultura de una época determinada, en un contexto particular, ofreciendo una pluralidad conceptual, que va desde posiciones religiosas hasta la más sólida base científica, sustentada en el desarrollo tecnológico actual.

El análisis de este problema ha tenido como premisa fundamental la relación existente entre las categorías salud y enfermedad, en la que cada persona construye una percepción del fenómeno, a partir de su experiencia personal, creencias, nivel cultural, entre otros factores, por lo que en ella convergen el empirismo y la abstracción, ofreciendo una visión múltiple y personalizada en su contenido; aspecto que ha conllevado a una gran diversidad en su definición conceptual actual.

En tal sentido, cada sociedad evalúa la salud a partir de su cultura, pues ella suministra las normas sociales que definen la forma de ser o estar sano en virtud de las influencias individuales de los sujetos que la integran, y de su contexto histórico. Un fiel reflejo de ello son las concepciones acerca de la salud aportadas por Galeno y Platón; el primero la identifica como "…. lo que se posee cuando uno puede moverse sin dolor dentro del programa elegido"[1]; y el segundo enunció que "…. la salud es buena si se acompaña de convicciones y de virtudes intelectuales y morales"[2] En ambos casos su contenido sobredimensiona los aspectos psicológicos y sociales en relación al estado de la condición biológica individual.

En 1946 la Organización Mundial de la Salud (OMS), define a la salud como "el estado completo de bienestar físico, mental y social, más allá de la ausencia de afecciones o enfermedades"[3]; en esta definición emerge un enfoque integral del fenómeno salud, sin embargo al ser una consecuencia conceptual para la aplicación de políticas públicas sanitarias de la Naciones Unidas, es más bien una meta a alcanzar y es empleado como un indicador comparativo para los países que integran esta comunidad, lo que encierra una elevada cuota de subjetividad.

Otros estudiosos del tema han realizado definiciones de salud a partir de la dimensión del conocimiento que se enfoque, por ejemplo: "…. es el estado normal de las funciones orgánicas e intelectuales que pueden

---

[1]   Piédrola Gil, G. y otros: Medicina Preventiva y Salud Pública. 8va edición. Ed. Salvat. España, 1988. p.16.

[2]   IBID p.16.

[3]   Caselles Pérez, Jose F. y María L. Cámara Conejero: La Educación para la Salud, la prevención de las drogodependencias y diversas disciplinas de pedagogía implicadas. Anales de Pedagogía. No 5. Ed. Compobell S.A. España, 1987. p.219.

fomentarse y mantenerse con unas correctas actitudes higiénicas y con el desarrollo periódico de actividad física"[4], esta definición contiene aspectos relevantes que denotan el cómo promover y salvaguardar la salud, desde la actividad física sistemática, ofreciendo un enfoque funcional orgánico de las misma.

En relación a los objetivos de este trabajo, se asume la definición de salud que plantea: "… es el logro del más alto nivel de bienestar físico, mental y social y de capacidad de funcionamiento que permitan los factores sociales en los que vive inmerso el individuo y la colectividad"[5]. Esta definición destaca la integración entre tres factores esenciales, lo físico. Lo mental y lo social, que armonizan el bienestar individual en la escala social humana, por tal motivo son considerados hoy como indicadores estadísticos mundiales para valorar el nivel de salud alcanzado por determinados grupos, comunidades y estados, estableciendo la diferencia entre los indicadores de salud y el estado de salud individual, aunque no se debe absolutizar al término mencionado,…el más alto nivel.

El estado de salud de las personas tiene mucha dependencia del conjunto de cualidades y de sus complejas relaciones, reflejándose individualmente, tales son los casos de: las posibilidades de desarrollo en el plano económico, el nivel cultural, las posibilidades de su autoevaluación y el estado morfo-funcional, entre otras, evidenciándose las cualidades sistémicas de la salud.

En relación al enfoque sistémico de la salud, hay una definición que la considera como "un conjunto de cualidades sistémicas complejas donde una de esas cualidades no puede conducir a la definición como tal; sino que el conjunto de cualidades les ha de corresponder un conjunto de definiciones parciales que entre otras logran una aproximación asintótica

---

[4]   Lloret, Mario: Deporte y Salud. Apunts No 19. Educación Física I. Ed. Generalitat de Catalunya, 1990. p. 88.

[5]   Caselles Pérez, José F. y María L. Cámara Conejero. OB. CIT. p. 219.

en el reflejo de determinada realidad"[6], el contenido de esta definición deja entrever que la no consideración de uno de los elementos planteados como esenciales, no permite entender la salud, destacando las estrechas relaciones entre ellos, y su nexo coordinativo, interactivo e integral.

Hay otras definiciones relacionadas con este concepto, que la abordan con determinado grado de dependencia de las motivaciones personales, así como del estilo de vida de grupos o colectivos a los que pertenezca; expresando en ellas las tradiciones culturales, creencias y valores, que se han reestructurados en la socialización; aspecto que realza el desarrollo de la salud individual en la colectividad humana.

En la actualidad se asocia mucho a la comprensión de la salud el estilo de vida sano, el que se entiende como "… una conducta de salud basada en las normativas higiénicas-sanitarias científicas fundamentadas, orientadas a la conservación y fortalecimiento de la salud, al aseguramiento de un elevado nivel de la capacidad de rendimiento y al logro de una vida activa prolongada"[7]. En este sentido un estilo de vida sano está relacionado estrechamente con una conducta positiva hacia la salud desde la perspectiva de las tradiciones, creencias, cultura y valores de la colectividad humana en que se desarrolle el individuo.

El estilo de vida está estrechamente ligado a las condiciones de vida, las que se asumen como: "… las condiciones en las que se encuentra el individuo, con las cuales coexiste en el tiempo y el espacio, pero en las que no está incluido"[8]. El hombre no es parte de las condiciones de vida, pero crea ininterrumpidamente nuevas y cada vez más condiciones

---

[6]   Pérez Lovelle, Reynaldo: La psiquis en la determinación de la salud. Ed. Científico Técnica. Ciudad de La Habana, 1989. p. 24-30.

[7]   MINSAP: Diccionario Terminológico de Educación para la Salud (folleto). Cuba, 1991. p. 44.

[8]   Pérez Lovelle, Reynaldo.:en la determinación de la salud. Ed. Científico Técnica. Ciudad de la Habana. p. 31.

para su vida, con el objetivo de lograr estilos de vida adecuados a sus necesidades y posibilidades, destacando que éstas pueden estar limitadas por razones políticas, económicas y sociales.

En síntesis el estado de salud de una persona, grupo o población es producto de la interacción de múltiples factores que la incrementan, preservan o deterioran, y en la que desempeña un papel esencial lo social, entonces pudiéramos preguntarnos, ¿Es posible educar e instruir al hombre para ser portador de salud?, ¿Cómo alcanzar dicha meta?

Una respuesta a las interrogantes anteriores lo constituye la Educación para la Salud, la que define como, "… conjunto de actividades dirigidas a trasmitir a la población en relación con el proceso salud-enfermedad y al desarrollo de actitudes positivas que contribuyan a elevar el estado de salud de la misma"[9]. Esta definición hace énfasis en lo instructivo, pero la Educación para la Salud debe ser dirigida, además a la esfera afectiva, la formación de sentimientos, valores, necesidades y hábitos.

La Educación para la Salud es un componente de la formación y educación general y del sistema específico de la protección de la salud particular, y al mismo tiempo ejerce su influencia sobre los conocimientos, criterios, convicciones, motivos y actitudes del hombre en relación con la salud y la enfermedad, y así lo refleja la siguiente definición "actividad formativa y educativa, dirigida al desarrollo de una actitud consciente y responsable por parte del hombre ante el fomento, conservación y restablecimiento de la salud y la capacidad de rendimiento"[10].

La OMS define la Educación para la salud como "un campo especial de las Ciencias Médicas y de la Salud Pública cuyo objetivo es la transformación de conocimientos y el desarrollo de una conducta

9   Rigol Ricardo, Orlando y otros: Medicina General Integral. t.2. Ed. Pueblo y Educación. La Habana, 1989. p.11.
10   MINSAP. OB: CIT. p. 20.

encaminada a la conservación de la salud del individuo, del colectivo y de la sociedad"[11] Esta definición, denota limitaciones al no contemplarla como un proceso educativo que prepara gradualmente al individuo en la autogestión de su bienestar físico, psíquico y social, en correspondencia con sus necesidades personales y a la situación de salud del contexto social donde se desarrolla, para ofrecerles alternativas que potencien la práctica de estilos de vida sanos.

Cuando se educa para la salud se "cambia o refuerza un pensamiento, una actitud, un valor o comportamiento, para proporcionar y mantener un estado de salud del individuo, grupo o comunidad"[12], ayudando a crear una actitud consciente y responsable ante el fomento, conservación y restablecimiento de la salud.

En esta misma dirección la Organización Panamericana de la Salud (OPS) define la Educación para la salud como la "disciplina que se ocupa de iniciar eventos y organizar los procesos que le han de promover experiencias educativas capaces de influir favorablemente en los conocimientos, actitudes y prácticas en el individuo y de la comunidad con respecto a la salud"[13] destacando la esencia educativa del proceso y su fuerte componente social y comunitario.

Estos y otros conceptos fueron analizados para este resumen, pero el siguiente es el que se ha considerado que recoge e integra muchas de las aristas que tienen que ver con este proceso "procesos educativos que prepara gradualmente a la persona en la autogestión de su bienestar físico, psíquico y social, en correspondencia con sus necesidades personales y a la situación de salud del contexto social donde se desarrolla y la capacita

---

[11]   IBID. p. 22.
[12]   Ochoa Soto, Rosaida: Promoción de Salud. Compilaciones. Centro Nacional de Promoción de Educación para la Salud. Ed. Pueblo y Educación. Cuba, 1997. p. 2.
[13]   IBID. p. 22.

para deducir flexible y responsablemente las alternativas que potencien la práctica de un modo de vida sano"[14].

La anterior definición, aunque aparentemente es extensa, declara elementos muy importantes como es el carácter dialéctico del proceso, la esencia educativa del fenómeno, un concepto amplio de la salud humana y su basamento humanista, aclarando el carácter integral de la preparación.

La Educación para la Salud ha de proporcionar a los pueblos los medios necesarios para mejorar su salud y ejercer un mayor control de la misma, para ello la OPS ha establecido cinco grandes líneas de acción para promocionar la salud: "elaboración de políticas saludables, creación de ámbitos favorables, reforzamiento de la acción comunitaria, desarrollo de habilidades personales y cambios en los estilos de vida y reorientación de los servicios de salud"[15].

Estas acciones de promoción de salud, no deben estar dirigidas solamente a cambiar estilos de vida individuales, sino también al cambio de las condiciones de vida de las personas, por ser estas últimas uno de los aspectos que determinan el estado de salud de ellas, e independientemente de la responsabilidad de los gobiernos, las familias y el propio individuo; en este sentido es la escuela un componente clave en la Educación para la Salud, y dentro de ella, la clase como factor esencial del proceso educativo, así mismo el área de las Ciencia Naturales es donde potencialmente más puede hacerse promoción de salud, utilizando la naturaleza como recurso básico y en combinación

---

[14]   Borrero Rivero, Rolando: Estrategia Didáctica para dirigir la Educación para la Salud en Secundaria Básica. Tesis presentada en opción al grado científico de Doctor en Ciencias Pedagógicas. Ciudad de La Habana, 2000. p. 18.

[15]   OMS: Carta de Ottawa para la Promoción de Salud (fotocopia). Canadá, 1986. p. 2.

con el conocimiento que aporta la Medicina Tradicional y Natural para su prevención y mantenimiento.

1.2 La definición de Medicina Tradicional y Natural y las teorías que le sirven de sustento.

En el epígrafe anterior se concluyó que, la enseñanza de las Ciencias Naturales posee amplias posibilidades curriculares de influir en la Educación para la Salud, dentro de todo el complejo educativo de la escuela; ella contribuye a la formación de la concepción del mundo, y desempeña un papel importante en el desarrollo cognitivo de los estudiantes, favoreciendo el desarrollo del pensamiento lógico, el razonamiento inductivo y deductivo, y a la asimilación consciente de los conocimientos.

Para el desarrollo de un proceso de enseñanza aprendizaje en las Ciencias Naturales que contribuya a la Educación para la Salud, es importante tener presente algunas exigencias didácticas, ellas son[16]:

- Potenciar el intercambio de afectos positivos.
- Enseñar a aprender a implicarse satisfactoriamente en la vida cotidiana.
- Emplear estilos de dirección no autoritarios.
- Atender diferencialmente a los alumnos, según sus necesidades básicas de aprendizaje.
- Educar desde la salud y no desde la enfermedad.
- Enseñar a reconocer la necesidad de ser responsable por la salud individual y colectiva, y practicar conductas que correspondan con esta experiencia.
- Estimular la participación y la iniciativa creadora.

---

[16]   Borrero Rivero, Rolando. OB. CIT. p. 2.

- Propiciar la independencia cognoscitiva.
- Garantizar que, junto a la asimilación de los conocimientos, se desarrollen las habilidades y los hábitos necesarios para la actividad intelectual.
- Enseñar a valorar la importancia social e individual que tiene el contenido de Educación para la Salud.

Aunque las Ciencias Naturales, en casi todas sus ramas, potencian la Educación para la Salud, es en la Biología donde abundan los temas que más relación guardan con las Ciencias Médicas, en estos temas se debe hacer hincapié en el empleo de la naturaleza como fuente primaria de recursos para alcanzar buena salud. Esta relación puede lograrse desde el conocimiento y la práctica de la de Medicina Tradicional y Natural (MTN).

Para el desarrollo de este libro y a partir de un estudio de sistematización teórica y metodológica de las fuentes bibliográficas examinadas, y la consulta a especialistas, se consideró necesario definir la Medicina Tradicional y Natural, (MTN) como: "Un conjunto de conocimientos y procedimientos técnicos, destinados al diagnóstico y la curación de enfermedades, así como al mantenimiento y fortalecimiento de la salud, teniendo en cuenta los sistemas médicos tradicionales y las influencias que ejerce la naturaleza en los organismos vivos"[17]

Se supone que la MTN tiene sus antecedentes en la Edad de Piedra, cuando los hombres crearon diversos instrumentos, entre ellos el cuchillo de piedra, los que junto al empleo de diversos tipos de plantas, se ponían

---

[17] Fernandez Rizo, Georgina.: Propuesta de un Programa para la preparación del profesor de Biología en contenidos de la Medicina Tradiconal y Natural. Tesis en opción al Título de máster en didáctica de la Biología. Ciudad de la Habana, 2001. p.28.

en función de la cura de disímiles enfermedades, y en la satisfacción de necesidades alimenticias.

Se considera que la MTN tiene su base fundamental en la Medicina Tradicional China, y son sus preceptos los que más se incorporan a las teorías establecidas en ella; por lo tanto cuando se estudian y aplican los principios de esta terapéutica se tiene muy en cuenta sus postulados, aunque no se ha ignorado para la elaboración de este libro otras concepciones médicas, y casi todas las corrientes que mantienen como base la utilización de la naturaleza, contienen fundamentos teóricos y empíricos importantes para llevar adelante la Educación para la Salud.

La MTN dispone de variadas técnicas para prever, diagnosticar y tratar enfermedades, todas ellas tienen como objetivo común mantener o restablecer la salud y entre las que se aplican en los centros médicos están: la acupuntura, la moxibustión, la fitoterapia, la fangoterapia, la musicoterapia, la craneopuntura, el iridodiagnóstico, la terapia floral, la aromaterapia, y los masajes demostrádose la efectividad en el empleo combinado de estas técnicas, en estrecha relación con la medicina moderna o clásica.

En las evaluaciones realizadas para conocer la efectividad de las diferentes técnicas de la MTN, se ha demostrado que son asequibles y tienen un lenguaje comprensible; además se suele obtener mayor satisfacción, tanto de pacientes como del personal de salud que cuando se emplea la medicina moderna, pues en la mayoría de los casos no son técnicas invasivas, no causan dolor y no dejan secuelas u otras enfermedades asociadas a su aplicación.

Para mantener y fortalecer la salud mediante el empleo de la Medicina Tradicional y Natural, y conocer las posibles terapias a utilizar, resulta necesario conocer las bases teóricas en la que se sustenta su práctica preventiva y curativa y en este libro se tomó como patrón referencial la Medicina Tradicional China, porque sus conceptos básicos se sustentan en el uso de los recursos que aporta la naturaleza. Esta medicina surgió hace aproximadamente 5000 años, siendo China su "cuna" y teniendo la influencia de tres movimientos filosóficos: el Budismo, el Confucionismo y el Taoísmo, lo que ofrece a la MTN una extraordinaria riqueza.

Todos los conocimientos que integran la Medicina Tradicional China fueron transmitiéndose de generación en generación, de pueblo a pueblo llegando hasta la era moderna; teniendo que enfrentar adversarios muy fuertes como los médicos de las regiones de una cultura diferente, y que incluían los avances científicos-técnicos de la época, inclusive hasta los momentos actuales, pero a pesar de ello se ha acoplado muy bien a la medicina moderna, complementándose. Al realizar un análisis de esta medicina, ella ofrece una fuente inagotable de conocimientos y posibilidades para relacionar al hombre y a su salud sin misticismo y con base natural.

Los elementos de la Medicina Tradicional China que sirven de base teórica para la Medicina Tradicional y Natural, son:

- **El TAO**: teoría filosófica que plantea que todo está en constante cambio, transformación y movimiento, aspectos que no se niegan en las concepciones modernas de la salud y la naturaleza.
- **La Teoría de los Cinco Elementos**: plantea que la vida surge a partir del Fuego, la Tierra, el Metal, el Agua y la Madera, relacionando cada elemento con un sistema de componentes entre el hombre y la naturaleza.
- **La Teoría del Yin y el Yang**: plantea que estas son categorías opuestas, complementarias e infinitas, y aparecen en todos los objetos del universo, lo que se evidencia en el comportamiento de los componentes de lo vivo y lo no vivo.

El Taoísmo como teoría filosófica de la antigua China, plantea todo el quehacer de esta medicina, evidenciando que todo está en constante movimiento, cambio y transformación, en donde, los diferentes componentes de la naturaleza siguen su camino natural (Tao). Manifiesta que todo es creado por la naturaleza, que nada es creado por las fuerzas divinas, esto es su premisa fundamental, coincidiendo con las teorías modernas de la evolución del mundo y sus componentes; y se manifiesta en la teoría del Yin y el Yang. El Yin y el Yang son dos abstracciones, dos cualidades esenciales que no es posible identificarlas con algo concreto y específico sin hacerles perder su condición fundamental: su carácter universal.

El Taoísmo valora un concepto muy importante: la energía (Shí), esta guarda estrecha relación con el resto de las teorías abordadas, en relación al mecanismo de producción de las enfermedades y con las diversas formas utilizadas para el restablecimiento de la salud.

Los antiguos chinos observaron que al hervir el agua y hervir los alimentos, las tapas de las cazuelas de barro se levantaban produciendo un sonido peculiar (Shí), onomatopéyicamente (SShí), con lo que identificaron la energía, la fuerza capaz de generar movimiento al movimiento, al aire puro. Los desórdenes del Shí, las obstrucciones a su libre circulación, las dificultades para su transformación y asimilación por los órganos, vísceras y el organismo en general es la causa, según plantean sus teorías, que provocan las enfermedades.

La mayor parte de las técnicas que aplica la Medicina Tradicional China se sustentan en estos tres aspectos fundamentales: la filosofía del Tao, la teoría del Yin y el Yang, y la teoría de los Cinco Elementos, por tal razón ofrecemos a continuación, un breve análisis de ellas en aras de su mejor comprensión.

La filosofía del TAO es materialista y primitiva, y tiene su máxima expresión en la teoría del Yin y el Yang, su representación gráfica se evidencia en el TAI QI TU

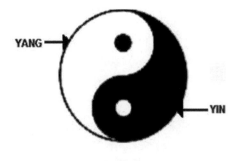

Figura 1. TAI QI TU
Representación del Yin y el Yang

Para su mejor comprensión se hace la representación en un modelo (figura 1), que da unidad a las dos fuerzas o Tai Qi Tu. La oposición dialéctica Yin-Yang se muestra en las dos figuras simétricas de diferente color, dentro de las cuales el joven Yin y el Yang marcan el sentido de la transformación que está en vías de operarse; lo universal es el fenómeno que se repite infinitamente en la naturaleza: el Tao, es la gran matriz que contiene y penetra a todos los objetos y fenómenos, es una armonía regular y su efecto es el Tai Qi Tu (figura 1), se expresa esquemáticamente a la vez la alternancia, la transformación de uno en otro, el cambio del Yin y del Yang.

Si se explica con elementos del cuerpo la parte interior del cuerpo es más Yin que la parte exterior que es más Yang, la parte anterior es Yin y la parte posterior del cuerpo es Yang, el lado derecho del cuerpo es Yin y el lado izquierdo Yang, las extremidades inferiores son Yin y las superiores Yang, el tronco se considera en esta medicina más Yin y la cabeza Yang, los órganos sólidos son Yin y los tubulares son Yang, todo lo que está más cerca de la línea media del cuerpo es más Yin y lo que está más bajo de la línea media es más Yang.

La Teoría del Yin y el Yang

El Yin y el Yang al ser dos categorías filosóficas que están presentes en todos los fenómenos de la naturaleza, que no son antagónicas, sino que se complementan; ofrece un equilibrio que se manifiesta en la sucesión de los días y las noches, de las estaciones del año, en el estado de salud y, en general, en todos los procesos del medio ambiente. Los principios de esta teoría son:

- Principio de oposición e interdependencia.
- Principio de la intertransformación.
- Principio del crecimiento y el decrecimiento.
- Principio de la infinitud.

Principio de oposición e interdependencia: son cualidades que se implican mutuamente, lo que quiere decir que hacer referencia a una, implica hacerlo de la otra, ejemplos: derecha (Yin), Izquierda (Yang); alto (Yin), bajo (Yang); oscuro (Yin), claro (Yang); ruido (Yang), silencio (Yin); son opuestas pero complementarias, porque al desaparecer una, la otra pierde el sentido, no puede existir un estado si no existe el otro, y ninguna de ellas está presente aisladamente, otros ejemplos: sin excitación no puede existir inhibición, sin la noche no puede existir el día. Si consideramos aspectos funcionales normales y otras manifestaciones del organismo, se vería de la siguiente manera:

La retención de líquidos y sustancias en el cuerpo está más al lado de lo Yin y la excreción Yang, las personas con tendencia a la obesidad son más de polaridad Yin y las más delgadas de polaridad Yang, si se manifiesta temperaturas corporales bajas esa persona manifiesta más lo Yin y la fiebre significa que el desarrollo de la energía Yang está por encima del correcto equilibrio, las orinas claras significa manifestación de energía Yin y las orinas oscuras evidencia el Yang, las personas con tendencia a la quietud son más Yin que las personas inquietas que son más Yang, las manos, los pies, la somnolencia, la piel húmeda y la mirada apagada significa una dominancia de la polaridad Yin, mientras que cuando las manos y los pies están calientes, existe constipación o estreñimiento, hay insomnio, mirada brillante y piel seca y cálida prevalece la polaridad Yang, una voz apagada, aspecto alicaído, timidez y pesimismo indica prevalencia de más polaridad Yin, una voz vibrante, aspecto arrogante, desenfado y optimismo indican que la persona es más Yang,

En medicina se puede ilustrar en el antagonismo biológico: antígeno-anticuerpo, veneno-antiveneno, los factores de coagulación sus sistemas inhibidores; el estado de una persona, puede suministrarle al médico datos sobre la distribución de las fuerzas o energías Yin y Yang, según predomine una u otra, será el cuadro que se obtendrá desde el punto de vista clínico.

La polaridad Yin y Yang se manifiestan en todas las relaciones: las geográficas, las físicas, las biológicas, las químicas, las energéticas, entre otras. La Medicina Tradicional y Natural, no puede aplicarse sin tener en cuenta la existencia del antagonismo explicado anteriormente, presente en todos los componentes de la naturaleza, específicamente en el ámbito de la Anatomía, se manifiesta en los siguientes ejemplos: el frío, la oscuridad, el invierno, la noche, lo femenino, el agua, la materia y el reposo es más Yin que el calor, la luz, el verano, el día, lo masculino, el fuego, la energía, el movimiento que son más Yang.

Para entender mejor los ejemplos presentados, puede analizarse de la siguiente forma: el sexo masculino es más Yang que Yin, y el sexo femenino lo contrario, pero los dos aunque son opuestos por su constitución, la fisiología y la psiquis, es necesaria la presencia de ambos, y debe existir una interdependencia para su buen desarrollo; otro caso es que cuando el organismo duerme prevalece el Yin sobre el Yang, recuerde que la noche es más Yin que Yang, pero la noche no existe sin el día.

Estos y otros estados que se manifiestan, representan la intertransformación de las fuerzas, y no deben comprenderse como estados absolutos, sino como estados relativos y cambiantes, no hay Yin ni Yang absoluto, todo es una mezcla en mayor o menor proporción.

Será Yin o Yang una situación o un componente de un elemento, cuando haya un predominio de una de las "energías", pero también el cambio es relativo y posible, es decir, lo que es Yin puede transformarse en Yang y viceversa, y puede lograrse con los procederes terapéuticos de la Medicina Tradicional y Natural, ya sea con la acupuntura, la digitopuntura, por la dieta que se oriente, por los masajes, entre otros; ejemplo: si la enfermedad es por frío, por vacío del Yang, se orientan alimentos o medicamentos que tonifiquen el Yang y viceversa.

Principio de la intertransformación: se manifiesta en la transformación de un estado en otro, bajo ciertas circunstancias cada uno de los estados Yin y Yang dentro de una "cosa", se transforma por sí mismo en su opuesto, pero para que ocurra esta transformación, debe existir la posibilidad del cambio en la misma "cosa", y deben existir las condiciones externas indispensables.

Cuando "algo" llega a cierto límite, es inevitable el cambio en dirección opuesta para lograr el equilibrio de ese "algo", elemento o fenómeno que se analice; si existen las condiciones, entonces debe lograrse un cambio cuantitativo a cualitativo ejemplo: el Yang se convierte en Yin y viceversa, el día en la noche, el cambio de las estaciones.

Principio del crecimiento y decrecimiento: se manifiesta cuando una de las "fuerzas o energías" crece y la otra decrece, una lo hace a expensas de la otra, el Yang se nutre del Yin y viceversa. Crecer, implica ganar o reforzar, y decrecer implica perder o debilitar, aspectos que dentro del Yin y el Yang no son estáticos, sino dinámicos permanentemente, ejemplo: el día y la noche, esta comienza a gestarse cuando el día está en su esplendor (12:00 M), pues a partir de ahí se inicia su declinar, la noche crece y trae consigo la culminación del día.

Principio de la infinitud: expresa que el Yin y el Yang se repiten en todos los fenómenos de forma infinita. La Medicina Tradicional y Natural considera que el hombre es un microcosmo, y como tal las leyes cósmicas rigen en él igual que en la naturaleza. Durante la noche aumenta la energía Yin y disminuye la energía Yang, lo contrario ocurre durante el día. Se llama al estado de vigilia período de desgaste energético, en cambio el sueño, es el período de acumulación de la energía, de creación de reservas. La exacta proporción de energía Yin y Yang, determina que una persona goce de buena salud, significando que la "energía" circula sin tropiezos y armónicamente por todo el cuerpo, cualquier desproporción de una u otra producen la enfermedad.

Para los médicos dedicados a emplear en su quehacer esta medicina, consideran que un trastorno en la distribución de la energía, y a partiendo de esa desarmonía, puede producirse invasión desde el exterior: infecciones, efectos del frío, el calor, y otros; o simplemente manifestarse lo que se llama desequilibrio endógeno, o manifestación de una falta de armonía sin intervención de causas externas, ejemplo: un exceso de energía Yin en el organismo, padecerá de somnolencia, sensación de frío, torpeza mental, entre otros trastornos, en cambio un exceso de energía Yang, determinará un estado febril, excitación, insomnio, o dolores intensos con sensación de calor externo. La acupuntura y otras técnicas tienen como objetivo transformar las "energías" Yin en Yang o Yang en Yin, según sea el caso, siguiendo el principio de cambio.

Según las fuentes bibliográficas consultadas el origen de la "energía" proviene de:

- La que es legada por los padres (energía congénita), y se encuentra en los gametos masculinos y femeninos (óvulo y espermatozoide), esta es perenne y constituye lo que se denomina en la ciencia contemporánea información genética.

- La que suministra la respiración (energía adquirida), y se adquiere desde el mismo momento del nacimiento, es la energía imprescindible para vivir, es, después de la anterior, la más importante.

- La que suministra la alimentación (energía nutritiva; lo que se ingiere de una u otra forma provienen de los organismos que realizan fotosíntesis, estos han empleado la energía de la luz solar, aún comiendo alimentos de origen animal la obtenemos, porque los mismos consumen a su vez alimentos vegetales.

La energía (Qí) tiene varias funciones en el organismo:

- Calentar el organismo, con su circulación permite la regulación de la temperatura corporal.
- Defender al organismo de factores patógenos, ya que impide en su circulación por los meridianos la entrada de los mismos, ya sea internos o externos.
- Empujar la sangre por el organismo, al combinarse con la energía que está en los meridianos.
- Nutrir al organismo, porque mediante la circulación va dejando energía nutritiva en todos los niveles del cuerpo.
- Regular la actividad del organismo.

La energía adquirida se clasifica en:

- Energía nutritiva: se obtiene, como ya se mencionó anteriormente, de los alimentos en el estómago, se distribuye por todo el cuerpo mediante la sangre (Xué).
- Energía torácica: al combinarse con la energía pura (la tomada del aire), y la energía nutritiva, es la encargada de mantener el

normal funcionamiento y los pulmones, regula la voz, y a su vez el corazón regula la circulación por los vasos.

- Energía defensiva: está relacionada con el sistema inmunológico, se adquiere después del nacimiento, y se nutre de las sustancias alimenticias, distribuyéndose por todos los canales y meridianos, por los órganos y por la piel. Su función es defender al organismo de los factores patógenos, permitiendo el cierre de los poros por donde pueden penetrar, así como la apertura de ellos para facilitar la salida de esos factores; dicha energía está relacionada con los anticuerpos, llamados en esta medicina factores antipatógenos (Zhen-Qí), y la calidad de este factor depende del estado de salud de la persona, en los niños, ancianos y en las personas con enfermedades carenciales el mismo está debilitado.

La energía junto a los demás componentes básicos del organismo, las esencias (Jing), la sangre (Xué), y los líquidos corporales (Jim-Je), sustentan la actividad de los órganos (Tang-Foo), y son a la vez el resultado de la misma actividad. A continuación se hará una breve caracterización de los componentes anteriormente mencionados.

Esencias (Jing): está en lo que se consume diariamente, y se relaciona con las energías Yin de los riñones, son las que proporcionan el legado de padres a hijos, y se almacenan en riñón durante el desarrollo del feto hasta el momento del parto. Con la entrada de la energía (aire puro) en el nacimiento se transforma en energía esencial, comenzando a distribuirse por todo el organismo, garantizando el funcionamiento de los órganos o Tsang-Foo, y se tonifica constantemente con una dieta adecuada y ejercicios.

Una parte de esas esencias queda almacenada en el riñón (esencia reproductiva) y alcanza su "madurez" durante la adolescencia, garantizando la transmisión de la misma de padre a hijo, estas esencias reproductivas se consumen en cada relación sexual, si existe una debilidad en las esencias es posible que exista infertilidad. Los especialistas consideran que el amor verdadero, tonifica las esencias, y el amor con lujuria las perjudica, deteriorando el organismo. Otra característica de las esencias o Jing, es que la sangre que no se "consume" se convierte en esencia, y estas tienen que ver con el desarrollo de la persona, y por lo tanto si hay deficiencias en ellas ya sea por problemas durante el embarazo, en el parto, la niñez o la adolescencia aparecerán enfermedades.

Sangre (Xué): es el líquido rojo que circula por los vasos, está asociada a las energías Yang, pero como también está asociada a las esencias, es un líquido Yin. El proceso de formación de la sangre está relacionado con la ingestión de los alimentos; la primera función que tiene es nutrir a todas las partes del organismo, y de esta forma pueda funcionar adecuadamente, y la segunda función es que constituye la base material de las esencias.

Líquidos corporales (Jin-Je): aunque son dos términos que se escriben juntos, en la realidad hay diferencias entre ellos. Los líquidos corporales Jin están asociados a las lágrimas, el sudor y todo lo que se pierde con la respiración y la transpiración, son más claros, menos viscosos, más fluidos y tienen la función de calentar y humedecer; están relacionados con los músculos, la piel y los tendones, son más Yin que Yang.

El metabolismo de los líquidos corporales es igual al de la sangre, se inicia con las funciones del estómago, se forman a partir del agua y de los alimentos. Existe una estrecha relación entre la sangre y los líquidos corporales (menos sangre menos líquidos corporales), así como con la energía (dificultades con la energía, dificultades con los líquidos corporales y viceversa), existiendo interdependencia e interrelación.

Como se ha analizado en los párrafos anteriores, las fuentes primarias de energía que utiliza el hombre para su mantenimiento están localizadas en el medio ambiente, por esto es necesario conservarlo, porque en él está contenido el aire puro que utilizamos en la respiración, y la obtención de alimentos vegetales y animales; si existe contaminación, no se podrá obtener en perfecto estado la energía necesaria para vivir.

Teoría de los Cinco Elementos

Esta teoría explica las relaciones entre los hechos, "las cosas", las materias y los seres del universo, y sostiene que la Madera, el Fuego, la Tierra, el Metal y el Agua son los elementos básicos que constituyen el mundo material y de donde este surgió. Si la comparamos con muchas de las creencias de los antiguos filósofos griegos y la teoría moderna de la evolución, se evidencian similitudes, porque en ambas existen elementos esenciales en el surgimiento y evolución de la tierra y sus componentes vivos y no vivos.

Existe una estrecha relación entre los cinco elementos que contiene la teoría, esta se manifiesta en la intergeneración e interdominancia; sus características principales son la generación y la dominancia, la generación trae consigo la dominancia y viceversa; si se produce generación sin dominancia o dominancia sin generación, el equilibrio natural será perturbado; la generación y la dominancia constituyen condiciones fundamentales para mantener el equilibrio y son considerados relaciones normales (véase figura 2).

Generación: es la posibilidad de los cinco elementos para generarse. En la generación cada uno de los cinco elementos presenta cualidades distintas: la posibilidad de generar y la de ser generado ("Ley Generatriz"), y comprende la dominancia "madre e hijo", el elemento que precede al otro lo genera y el elemento así generado cuando llegue su momento generará al elemento que le sigue, y así sucesivamente, por ejemplo: el agua genera la madera, (el agua es la madre y la madera es el hijo, se representan en las flechas del círculo que bordea la figura 2).

Dominancia: es la inhibición de lo que es muy exagerado; cada elemento presenta dos aspectos, dominar y ser dominado, a esto se le llama "relación dominador–dominado"; por ejemplo: la Madera domina la Tierra (las raíces del árbol la penetran), la Tierra domina al Agua (la absorbe), el Agua domina al Fuego (lo apaga), el Fuego domina al Metal (lo funde), el Metal domina a la Madera (la hoja del metal corta la madera), y aquí continúa el ciclo, en caso de insuficiencia o exceso de dominancia no se puede mantener el equilibrio (véase las flechas de la estrella en la figura 2).

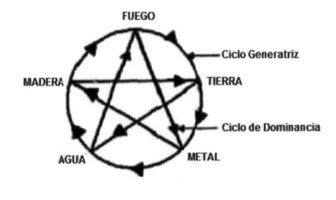

Figura 2. Representación del Ciclo de
Dominancia y el Ciclo Generatriz de
los Cinco Elementos

Los procesos de generación y dominancia, mantienen un perfecto equilibrio, representándose en su conjunto como aparece en la figura 2. Si se aplica esta teoría en la vida cotidiana, se puede ver que cada elemento tiene su relación con los hechos, procesos y fenómenos de la naturaleza como se representa en la tabla 1, y para comprenderla se tendrá en cuenta el sistema analógico que emplean los chinos para establecer las relaciones entre las cosas. Para tonificar o sedar cada uno de los 5 elementos, deben tenerse presente los aspectos relacionados con ellos, el proceso de tonificación de los órganos, hay que realizarlo en la estación del año que precede al elemento, por ejemplo: si se va a tonificar el Agua debe hacerse en el otoño y no en el invierno, y ha de consumirse alimentos de color negro porque es el color asociado a él, siempre tratando de que sea en el otoño preferiblemente.

Asimismo según se refleja en la tabla, una persona afectada del riñón tendrá grandes posibilidades de mostrar problemas en los huesos y los cabellos porque es el elemento que los nutre; un abuso de la posición parada afecta el elemento Agua y a su vez al órgano asociado a ese elemento: el Riñón. Un exceso de alegría puede dañar el Fuego y por consiguiente el Corazón por ser su órgano acoplado; los alimentos con sabor amargo, en pequeñas cantidades tonifican este elemento y si se va a tonificar debe realizarse en la Primavera que es la estación que le precede.

Elemento	Madera	Fuego	Tierra	Metal	Agua
Planeta	Júpiter	Marte	Saturno	Venus	Mercurio
Estación	Primavera	Verano	Canícula	Otoño	Invierno
Órgano	Hígado	Corazón	Bazo	Pulmón	Riñón
Víscera	Vesícula Biliar	Intestino Delgado	Estómago	Intestino Grueso	Vejiga
Clima	Ventoso	Cálido	Húmedo	Seco	Frío
Color	Verde	Rojo	Amarillo	Blanco	Negro
Sentido	Vista	Palabra	Gusto	Olfato	Audición
Nutre a:	Músculos y uñas	Pulso y Tez	Tejido conjuntivo y Labios	Piel y Vellos	Huesos y Cabellos
Humor	Lágrimas	Sudor	Saliva	Moco	Esputos
Sabor	Ácido	Amargo	Dulce	Picante	Salado
Olor	Rancio	Quemado	Perfumado	Cárneo	Pútrido
Emociones	Cólera	Alegría	Obsesión	Tristeza	Miedo
Energía	Sangre	Energía psíquica	Energía física	Energía vital	Voluntad
Expresión	Grito	Risa	Canto	Sollozo	Gemido
Esfuerzo	Abuso ocular	Abuso en el caminar	Abuso de la posición sentada	Abuso de la posición acostada	Abuso de la posición parada

Tabla 1. Relación de los Cinco elementos con diferentes manifestaciones

Existen otras dos teorías importantes en que se sustenta la Medicina Tradicional China:

Teoría de los Tsang-Foo

Esta teoría representa, según la Medicina Tradicional China, a los órganos del cuerpo humano, clasificándolos en órganos Tsang y órganos Foo, y particularmente le interesa aquellos órganos y vísceras que tienen la función de recuperar la energía contenida en los alimentos que consumimos y en el aire que respiramos.

Constituyen Órganos Tsang (llamados sólidos, Yin o de almacén): el Hígado, Corazón, Bazo-Páncreas, Pulmón, Riñón y el Pericardio (que lo consideran una función). Estos órganos no están comunicados directamente con el exterior del organismo, excepto el Pulmón, tal vez porque el aire es ya un alimento puro, y sus funciones principales son formar y almacenar los líquidos corporales (Jin-Je), la energía vital (Qí), y la sangre (Xué).

Son Órganos Foo (llamados vísceras u órganos huecos o Yang): el Estómago, Intestino delgado, Intestino grueso, Vesícula biliar y la Triplefunción (que lo consideran una función), estos son los que tienen comunicación más o menos directa con el exterior del organismo, y sus funciones principales son recibir los alimentos, absorber sustancias, transformar y excretar desechos.

En la MTN existe el llamado **CICLO CIRCADIANO**, que representa el funcionamiento máximo en las horas del día de los órganos y vísceras; este horario debe tenerse en cuenta para la realización de las diferentes actividades; así por ejemplo: si se es fumador, no fumar en el horario que el pulmón trabaja a su máxima capacidad (3:00-5:00 AM), no realizar máximo esfuerzo físicos porque en el horario de 11:00-1:00 PM el corazón trabaja a su máxima capacidad, lo que recargaría el trabajo del mismo al hacer los ejercicios físicos; en el horario de 5:00-7:00 AM tratar de crear el hábito de evacuar los intestinos porque es ese horario que más trabajan y su función seria más eficiente; para otros ejemplos consultar la tabla que a continuación se expone.

Nombre de Meridianos	Ruta que sigue	Horario de funcionamiento
Estómago	de la cabeza al pie (2do dedo)	7:00 - 9:00 AM
Bazo-Páncreas	del pie (1er dedo al Tórax	9:00 - 11:00 AM
Corazón	del Tórax hacia la mano	11:00 - 1:00 PM
Intestino Delgado	de la mano (5to dedo) hacia la cabeza	1:00 - 3:00 PM
Vejiga	de la cabeza al 5to dedo del pie	3:00 - 5:00 PM
Riñón	del pie (planta) al Tórax	5:00 - 7:00 PM
Pericardio	del Tórax hacia el dedo medio de la mano	7:00 - 9:00 PM
Triplefunción	del dedo anular hacia la cabeza	9:00 - 11:00 PM
Vesícula Biliar	de la cabeza al cuarto dedo del pie	11:00 - 1:00 AM
Hígado	del dedo gordo del pie al Tórax	1:00 - 3:00 AM
Pulmón	del Tórax hacia la mano	3:00 - 5:00 AM
Intestino Grueso	de la mano (dedo índice) a la cabeza	5:00 - 7:00 AM

Tabla 2. Meridianos Principales, ruta que siguen en el cuerpo y horario de máximos funcionamiento

La aplicación de las diferentes terapéuticas de la MTN intervienen regulando la función de las vísceras y los órganos, con el objetivo de mantener el equilibrio de la producción y circulación de la energía; la acción terapéutica no se ejerce directamente en los órganos, sino por intermedio de los meridianos (canales) y de los puntos chinos. Cada órgano está representado a nivel de la piel con un meridiano principal, que lleva el nombre del órgano que interesa, y dispone de varios puntos mediante los cuales puede lograrse una acción específica sobre la actividad funcional de dicho órgano.

Teoría de los meridianos o Teoría de King-Loo

Los meridianos son los canales por donde corre la energía (*Qí*) y la sangre (*Xué*), formando una red por todo el organismo, son las vías que se comunican con el exterior y el interior, y por ellos puede circular cualquier factor patógeno que penetre en el cuerpo (el viento, la humedad, el fuego, el calor, etc.), son simétricos, y por esta cualidad que tienen, el tratamiento que se aplique en el lado afectado tiene efecto en el lado contrario, su polaridad es Yin o Yang en dependencia de la polaridad del órgano con el que se relaciona.

Cuando se actúa con la terapia a favor del sentido de un meridiano, se está tonificando, y si se actúa en contra del sentido del meridiano, se dispersa. Por ser vías energéticas garantizan el buen funcionamiento del organismo, manteniendo en constante relación los órganos y las vísceras con la actividad de los huesos, miembros, músculos, tendones, piel y orificios naturales, conservando una correlación entre el exterior y el interior del cuerpo; la utilización de ellos por el personal médico es muy importante, porque permite seguir la evolución de la enfermedad y controlar las funciones del organismo, previniendo cualquier complicación; además constituyen los receptores de la excitación durante el tratamiento y permiten determinar la patología del enfermo, entre otras cuestiones.

Según David Susmann, 1994 existen varias teorías sobre el origen y la determinación de los meridianos, una de ellas es la embriológica, la que plantea que la capa ectodérmica del embrión da origen simultáneamente a la piel y al sistema nervioso, así pues "tal punto" del ectodermo está en relación con "tal punto" del endodermo (de donde se origina el órgano). Esas relaciones íntimas persisten entre el órgano y la piel por intermedio del sistema nervioso, sólo que el punto inicial ectodérmico se habrá desarrollado en una línea cutánea (meridiano); un estímulo sobre uno de los puntos de esa línea repercutirá sobre el órgano y, en consecuencia, sobre la función con la cual esta línea estaba ligada originalmente. De la estructura anatómica de los meridianos no se ha dicho la última palabra, pero se plantea, que alrededor de ellos se encuentran nervios, vasos sanguíneos y linfáticos, tendones, músculos y terminaciones nerviosas y Según Tomás Álvarez Díaz, 1992, los meridianos se clasifican en principales y secundarios y a continuación se ofrece un análisis de ellos:

Meridianos principales: son los troncos gruesos y largos, que tienen un recorrido superficial y uno profundo; (en la tabla 2 se menciona el recorrido de cada uno) tienen una rama que lo relacionan con su acoplado, y generalmente emerge del órgano de su recorrido profundo, además tienen ramificaciones y se dividen en, doce (12) meridianos regulares, uno por cada Zang-Foo (órgano o víscera incluyendo el del pericardio y uno de la triplefunción), 8 meridianos extraordinarios (no se relacionan con los órganos y vísceras), 12 meridianos tendinomusculares que nacen en el llamado punto pozo de los meridianos principales, y tienen un recorrido superficial por encima del meridiano principal, pero interesando sólo a los músculos, huesos, tejido celular subcutáneo y la piel, y 12 meridianos distintos: forman parte de los meridianos principales, no tienen sistema de unión del exterior con el interior, pero confluyen en los llamados 6 puntos de unión de los meridianos distintos, es lugar donde confluyen el Yin y el Yang. Los meridianos toman el nombre del órgano que interesa, y tienen una ruta específica en el cuerpo, y un horario o tiempo de función máxima según el ciclo circadiano.

Meridianos secundarios: lo forman 12 meridianos longitudinales, que a su vez están constituidos por 15 vasos que provienen de los meridianos principales y de los extraordinarios, 12 meridianos transversales que ligan los órganos con su acoplado a través del punto pozo, (localizados entre la rodilla y el pie, y entre el codo y la mano, y son muy "ricos" en energía); y los 365 llamados vasitos los que salen del meridiano hasta los puntos acupunturales y a continuación se representa los meridianos principales:

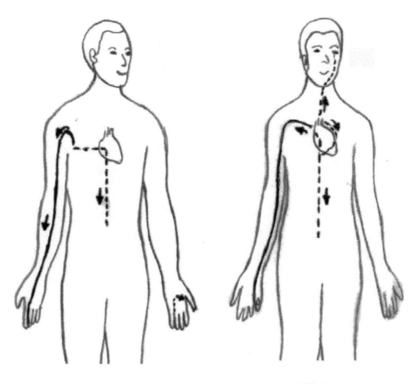

Figura 3
Meridiano Pericardio

Figura 3.1
Meridiano Corazón

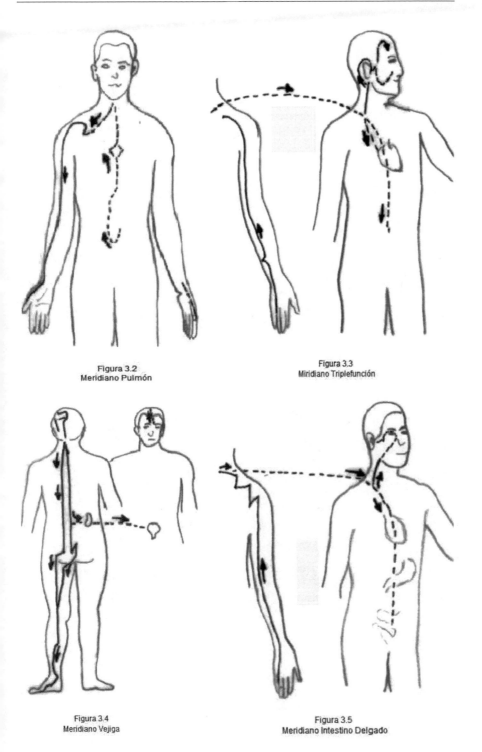

Figura 3.2
Meridiano Pulmón

Figura 3.3
Miridiano Triplefunción

Figura 3.4
Meridiano Vejiga

Figura 3.5
Meridiano Intestino Delgado

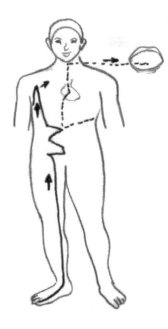

Figura 3.6
Meridiano Bazo

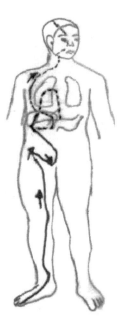

Figura 3.7
Meridiano Hígado

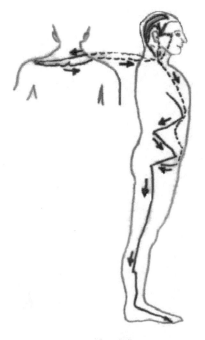

Figura 3.8
Meridiano Vesícula Biliar

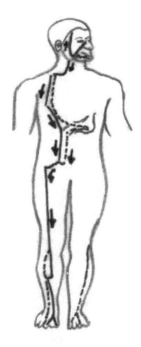

Figura 3.9
Meridiano Estómago

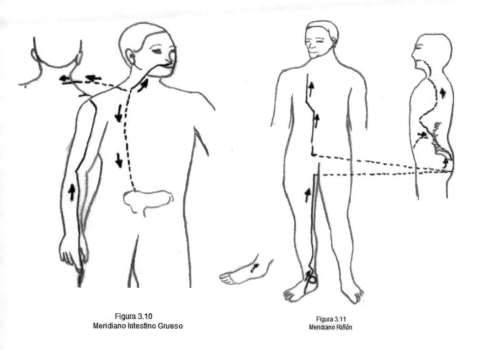

Figura 3.10
Meridiano Intestino Grueso

Figura 3.11
Meridiano Riñón

Por cualquiera de estos meridianos pueden entrar factores patógenos; son las vías por donde se manifiesta el desequilibrio interno desde el exterior, y son vías de circulación de la energía, de comunicación de todo el cuerpo como unidad, y sirve de vía de penetración de las energías patógenas.

En el recorrido de los meridianos, se pueden detectar puntos donde se hace lento el flujo de energía, a estos puntos se les llama **Puntos Acupunturales** (Tsubo), son puntos biológicamente activos, que poseen propiedades eléctricas, y su estimulación provoca cambios a todos los niveles; los chinos los identificaron como "agujeros" y se ha comprobado que son perforaciones de 2 a 6 mm en la piel. En estos agujeros es donde se aplica la terapia conocida como acupuntura (estimulación con agujas), digitopuntura o acupresión (con los dedos), masajes, moxas, etc. y puede conseguirse como efecto la estabilización de la energía y desaparecer el trastorno.

En el cuerpo existen 365 puntos acupunturales, a cada uno de ellos se le ha asignado un número para su mejor estudio y compresión, además se le concede un nombre, el que generalmente coincide con el órgano que tiene relación. Los puntos de acupuntura se clasifican en[18]: puntos de los meridianos, puntos fuera de los meridianos y puntos Ashí (puntos del dolor).

La técnica que se ocupa de tratar las enfermedades y restablecer las energías a partir de los puntos de acupuntura se denomina **Acupuntura**: es un método complejo de balancear las energías bioeléctricas del cuerpo, aplicando agujas de metal, que se introducen en distintos puntos del cuerpo (puntos acupunturales), pero sin provocar daño físico alguno y a muy poca distancia del exterior.

La palabra acupuntura se deriva del latín *acu,* que significa aguja y *punctura* que significa punzada, en chino el procedimiento se denomina *Tchen-Tzíu,* en japonés *Shín-Kiú.* Esta terapéutica, aplicada desde hace miles de años, es inagotable, y según el Dr. Juan Madrid Gutiérrez, 1987[19] es totalitaria, individualizada y universal; es totalitaria porque ve al enfermo como una totalidad enferma, individualizada porque individualiza la forma de enfermar, no existen enfermedades sino enfermos, y universal porque son válidas para aplicar en cualquier parte del planeta.

El objetivo fundamental, es la de dirigir la energía que circula por los llamados meridianos, tratando de restablecer el equilibrio del cuerpo. Para los médicos que la aplican, la ruptura del equilibrio energético significa enfermedad, por lo tanto, la salud para ellos se entiende como

---

18   Angulo Wong, Bárbara R.: Notas de clases de la especialidad de Primer Grado en Medicina Tradicional y Natural. Ciudad de La Habana, 1995. p. 8.

19   Madrid Gutierrez, Juan: Medicina Natural. La Acupuntura. Ed. EDISAN. España, 1987. p. 38.

el perfecto equilibrio entre del Yin y el Yang, la armónica actividad de estas expresada en las múltiples manifestaciones de la vida.

Para aplicar esta técnica existen muchos "caminos", muchas formas, reglas y procedimientos, que sólo es posible utilizarlos por los especialistas, y lo primero que se realiza, es el diagnóstico del desequilibrio, utilizando los principios básicos para el diagnóstico tradicional (observación, palpación y tomando el pulso). A partir del diagnóstico se comienza el tratamiento, aplicando las agujas en los puntos correspondientes.

Se requiere conocer bien la ubicación de los puntos, lo que exige experiencia práctica del terapeuta; generalmente se comienza con la digitopresión, y al presionarlos, el paciente experimenta una sensación de ardor-cosquilleo-corrientazo, completamente distinto a otra sensación y puede sentirse en un radio de acción de 2 centímetros de la ubicación anatómica; es importante aclarar que la cura no se obtendrá con un sólo tratamiento.

Existen puntos especiales que constituyen microsistemas, como los puntos de las orejas, de la cara, de los pies, de las manos y de la cabeza y en el próximo capítulo se hace referencia a esto y a otras técnicas, como la Digitopuntura o Acupresión, Masoterapia, Homeopatía, Auriculoterapia, Moxibustón, Fitoterapia, Fangoterapia, Musicoterapia, Craneopuntura, Iridodiagnóstico, Terapia Floral, Aromaterapia, entre otras, explicadas de manera que se puede abordar en el proceso de enseñanza-aprendizaje, pero sin su aplicación, al menos que lo haga un especialista con licencia para ello.

Ha quedado demostrado que el empleo de las diferentes terapéuticas de la Medicina Tradicional y Natural son vías efectivas para compensar otros tratamientos médicos, incluso se han recogido en documentos médicos que aplicadas ellas solamente, sin otro recurso médico, se ha logrado la sanación de las personas tratadas y los resultados se han expuesto y valorado en múltiples países, corroborándose muchas veces su efectividad.

Para concluir este capítulo se resume que la Educación para la Salud es una tarea que requiere diagnóstico, planificación, y desarrollo desde la infancia y las personas que se dediquen a ello no lo deben hacer sobre su propia experiencia, sino sobre la base de concepciones teóricas armonizadas con el contexto donde se desarrolle dicha actividad; la misma debe siempre realizarse con el compromiso personal de convencer al sujeto al que esté dirigido, demostrándole la necesidad de mantener practicas de vida saludables y haciendo hincapié, si el tema lo permite, la utilización de los recursos que provee la naturaleza, como pilar básico para mantener una buena salud.

LA EDUCACIÓN PARA LA SALUD POR MEDIO DE LA MEDICINA TRADICIONAL Y NATURAL

"La naturaleza es el primer médico
y al favorecer sus esfuerzos
Se logran los éxitos de la salud"
Hipócrates

2.1 Recomendaciones para llevar adelante el proceso docente en su vínculo con la Medicina Tradicional y Natural.

Una Educación para la Salud centrada en la Medicina Tradicional y Natural, exige crear las bases teóricas y metodológicas acerca de esta rama del conocimiento humano, sin embargo resulta de vital importancia las recomendaciones desde el punto didáctico para su puesta en práctica, este capítulo ofrece sugerencias que pueden ser de gran utilidad en el alcance de dicho objetivo.

La necesidad de que las personas adquieran una elevada preparación acerca de cómo actuar para la preservación de la salud, teniendo como base la Medicina Tradicional y Natural, requiere de una capacitación inicial, la que puede alcanzarse mediante la lectura de materiales escritos, la observación de vídeos, asistir a cursos, seminarios, talleres; y también mediante la televisión, la prensa escrita, u otras formas. Para los efectos de este texto resulta de vital importancia la adquisición de conocimiento durante la actividad docente en las escuelas, pues son en ellas donde el maestro debe vincular estos temas con los del programa de la asignatura que imparte, lo que es válido para cualquier nivel de enseñanza.

En tal empeño se recomienda tener presente los siguientes aspectos:

- Estudio y análisis de las fuentes bibliográficas relacionadas con la Medicina Tradicional y Natural.
- Análisis de los libros de texto, las orientaciones metodológicas y los programas de la enseñanza en que trabaja.
- Valoración y determinación de los contenidos de los programas que se pueden vincular con la Medicina Tradicional y Natural.
- Determinación de las recomendaciones metodológicas a utilizar para la preparación e incorporación de la Medicina Tradicional y Natural.
- Vinculación, en la medida de las posibilidades, con los centros de salud y personal médico especializado para prepararse y coordinar el trabajo que se puede desarrollar en las escuelas.

Relacionado con el estudio y análisis de las fuentes bibliográficas de la MTN, que la persona que desee realizarlo, busque en los textos los conocimientos nuevos e interesantes que despierten en los alumnos la necesidad de conocer temas básicos relacionados con esta medicina, además que posibilite dar recomendaciones de cómo actuar ante determinadas preocupaciones acerca de la salud, seleccionando el momento del proceso de enseñanza-aprendizaje en el que debe hacerse el tratamiento de los contenidos.

Es amplia y variada la información bibliográfica que existe acerca de la MTN, pero no toda está al alcance de la mano de los profesores, este manual contiene elementos básicos acerca de la misma y está diseñado para la enseñanza de las Ciencias Naturales, y específicamente la Biología. También pueden dirigirse a los centros de salud de sus áreas para documentarse cuáles son los que incluyen en su labor esta medicina.

En el análisis de los libros de textos, orientaciones metodológicas y programas de las enseñanzas debe discernirse que posibilidades ofrece el contenido de estas fuentes para la vinculación de esta medicina al proceso de enseñanza-aprendizaje; es importante que se tenga en cuenta las características del grado y de los alumnos, la preparación previa que hayan podido tener respecto a este tema y cómo la obtuvo y luego establecer la relación entre las temáticas del programa que imparte y la MTN.

Se ha de tener en cuenta que el trabajo que se desarrolle, no es el mismo en todos los centros escolares, lo que exige la personalización de este proceso, en donde inciden las características de los profesores, el contexto escolar, así como las características de los alumnos, y el área de salud donde está enclavada la escuela.

Resulta de vital importancia las creencias y motivaciones de los profesores para llevar adelante la Educación para la Salud y las posibilidades reales que ofrezcan los programas de Ciencias Naturales y la Biología para establecer su vínculo, asimismo hay que tener presente que debe realizarse una vinculación integral, pues un elemento enseñado debe servir de base al que a continuación vinculará, y que a su vez el que le sigue le sirva de retroalimentación al anterior, permitiendo una labor concreta, sistémica y sistemática, aspectos didácticos esenciales en los procesos de enseñanza-aprendizaje.

Debe realizarse la capacitación a través de seminarios, cursos y talleres, por parte de personal autorizado y la aprobación de la dirección de la escuela donde se desarrolle. Nunca deberá hacerse prácticas de las técnicas, al menos que el profesional que lo haga cuente con la licencia requerida para ello y bajo la prescripción de un especialista.

2.2 ¿Cómo vincular la enseñanza de la Biología a la Medicina Tradicional y Natural?

Una de las vías fundamentales que puede utilizarse para incorporar los conocimientos de esta medicina es la clase de Biología, debido a las características y naturaleza de los conocimientos que aborda, ella es el pilar fundamental para la Educación para la Salud, desempeñando un papel importante en la concepción del mundo, donde se evidencia la integridad del mundo orgánico, la esencia del desarrollo como proceso inherente a la materia viva, y las causas de los hechos y fenómenos biológicos.

La Biología le permite al hombre conocer el mundo viviente y su interrelación con la naturaleza, su aplicación a la vida diaria y en su propio beneficio, así cómo protegerla, por servirle como fuente de obtención de recursos materiales, y en el mejoramiento de la vida en la tierra, contribuyendo a desarrollar principios y normas éticas relacionadas con la transformación del mundo circundante y la importancia de su protección. A continuación se presentan conceptos biológicos básicos que pueden relacionarse con la Medicina Tradicional y Natural, lo que no quiere decir que sean los únicos conocimientos factibles, es un acercamiento a la amplia gama se que incluyen en esta ciencia dentro del contexto del organismo humano.

- **Los conceptos anatómicos-fisiológicos** son aquellos que explican las estructuras que tiene el organismo humano y de acuerdo a la función que realizan.
- **Los conceptos relacionados con la ecología** son aquellos que evidencian la relación del hombre con el medio-ambiente.
- **Los conceptos relacionados con la protección de la naturaleza,** que permiten explicar que el hombre al utilizar la naturaleza lo debe hacer haciendo uso racional de sus recursos y a la vez protegerlos.

- **Los conceptos relacionados con la producción del hombre a partir de recursos la naturaleza,** que permiten al hombre utilizar la naturaleza en su propio beneficio y con un uso racional.

A continuación se explica, qué se puede interrelacionar en el proceso de enseñanza-aprendizaje de las Ciencias Naturales y particularmente en la Biología y los conceptos de la Medicina Tradicional y Natural así como otras técnicas incluidas en ella.

¿Qué se puede evidenciar al estudiar los conceptos anatómicos-fisiológicos en el hombre?

Al desarrollar conceptos relacionados con los órganos y sistemas de órganos, se puede utilizar ejemplos de la tabla de los Cinco Elementos (tabla 1), como la frecuencia, el modo de aparición y el tratamiento preventivo de las enfermedades de los diferentes órganos con la influencia del medio ambiente, las estaciones, los horarios, el clima, los alimentos y los colores que poseen, las posiciones que se adoptan en el diario trabajo, explicando que la MTN sirve para establecer el diagnóstico precoz y la evolución de una enfermedad, así como su tratamiento preventivo.

Hay que tener presente como se expuso en el capítulo 1, que según la MTN, existe la clasificación de cinco órganos internos o estructuras: el Hígado, el Corazón, el Bazo, el Pulmón y el Riñón y seis vísceras: la Vesícula Biliar, el Intestino Delgado, el Estómago, el Intestino Grueso y la Vejiga, permitiendo organizar los órganos de acuerdo a su función principal. Los órganos de la cavidad torácica están relacionados con la función cardiorespiratoria (Corazón-Pulmón), y en la cavidad abdominal y por debajo del diafragma y hasta el ombligo se encuentran los órganos relacionados con la función digestiva, y por debajo del ombligo, los que realizan la función excretora.

Por ejemplo: cuando se refiere al sistema de órganos que incluye el Pulmón como órgano que compone el sistema respiratorio, de forma implícita la MTN analiza cómo se comportan también las estructuras relacionadas con ese órgano, como es la piel, los vellos, las cuerdas vocales (particularmente la entonación de la voz) (Tabla 1), la alteración de unas de esos órganos es el pródromo (alarma o síntoma) de una posible lesión del órgano Pulmón, lo que permitirá establecer una estrategia terapéutica que garantice la conservación de su integridad y la prevención de una enfermedad.

Las personas saben por experiencia cotidiana, que en la estación que más aparecen enfermedades respiratorias es durante el otoño, si ese órgano no llega fortalecido a esa estación, tendrá manifestaciones de alguna dolencia hasta el invierno, por esta razón, según los criterios de la MTN, este órgano puede tonificarse en la estación que le precede a su estación; por ejemplo: en la llamada Canícula, o mucho antes, en el Verano, comiendo alimentos de color blanco, que es el color asociado al elemento Metal, que es el que le corresponde al Pulmón (Tabla 1).

Si se sigue la lógica de la tabla y este propio órgano, podemos ver ejemplos de personas que en la vida diaria manifiestan enfermedades relacionadas con el Pulmón, como es el aumento de la mucosidad, aumento de la tristeza como emoción asociada al elemento Metal, que es el del Pulmón, o un abuso de la posición de acostado durante las enfermedades, lo que deviene en enfermedades respiratorias, lo que se puede prevenir evitando la permanencia de esta posición durante la enfermedad.

Siguiendo con este mismo ejemplo del Pulmón, cuando agrede un virus respiratorio a la persona, los primeros signos y síntomas son los escalofríos, las alteraciones en el timbre de la voz, esto le está dando información al organismo que se puede manifestar una lesión del Pulmón, representa la alarma de que se acerca una enfermedad y es una evidencia o signo de que el Pulmón utiliza las estructuras que con él están asociadas para vencer y expulsar del organismo el agente patógeno (virus).

Otra evidencia que demuestra la relación entre todos los elementos de la tabla es que, casi siempre una persona que manifieste excesos de la expresión de gritos, se encolerice con muchísima facilidad, pero también siente sabores ácidos con frecuencia, sus músculos o uñas se vean deteriorados y manifieste dificultades en la visión puede interpretarse por la Medicina Tradicional y Natural como una lesión del órgano Hígado, o sea el elemento que lo representa la Madera está teniendo dificultades, y seguro es que tendrá dolencias de la Vesícula; pero también se puede analizar desde el clima, si el elemento que representa al Hígado (Metal), no llega fortalecido a la estación de la primavera, entonces pueden aparecer lesiones en la vista, las uñas, los músculos, manifestar estado de cóleras con facilidad, tendrá tendencia a llorar con más facilidad.

Pero el análisis también se puede llevar desde este mismo ejemplo del Hígado al otro elemento, que es la Tierra con su órgano asociado que es el Estómago, que por el concepto del Ciclo de Dominancia (figura 2), este órgano se puede ver afectado una vez que el Hígado esté lesionado, y si analizamos personas con estos padecimientos se puede observar que casi siempre cuando uno está débil, el otro también, porque según la interpretación de esta figura el elemento Madera (Hígado como órgano asociado) domina al elemento Tierra (Estómago como elemento asociado) manifestándose muchas enfermedades de este último órgano en la estación después de la Primavera y del Verano que es la Canícula, por eso hay que fortalecer el estómago desde la Primavera y mejor aún antes, en el Invierno, comiendo alimentos de color amarillo en esa época del año, que es el color asociado al elemento Tierra.

Cuando se aborden temas relacionados con la función excretora se puede explicar a partir de la propia tabla 1, ya que las estructuras o bases anatómicas y las cualidades que componen esta función, dependen del estado del Riñón, si este órgano no llega fuerte a la estación del Invierno se verán afectada la Vejiga, se sentirán más molestias de los huesos y los cabellos, disminuirá la voluntad, y la posición de parado afectará de manera creciente a este órgano.

Si alguna temática de los programas de estudio que se desarrollen hace referencia a la lengua como órgano del gusto, entonces se puede abordar a modo de ejemplo, que en la Medicina Tradicional y Natural el médico utiliza la observación de ésta para dar un diagnóstico (la medicina occidental también), su aspecto le da información al facultativo de esta medicina la terapéutica a emplear. Esta estructura es interpretada por la MTN como un microsistema y en ella están reflejados todos los órganos, siendo importante no sólo la observación de las características de las papilas, sino la saburra, la humedad, el color, las desviaciones de la lengua, el grosor, la presencia o no de impresiones dentarías.

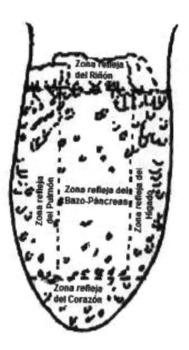

Figura 4

Zonas reflejas de la Lengua

Puede utilizarse para explicar lo anterior el esquema de la figura 4, donde se evidencian las zonas de la lengua asociada a los órganos, lo que en dependencia de las características de ésta podrá ser el diagnóstico de la enfermedad, por ejemplo: cuando la punta de la lengua está muy roja es indicio de una hiperactividad del Corazón, cuando los bordes están violáceos hay un estancamiento de la sangre del Hígado o una "invasión" del "viento frío" al Pulmón, si la saburra es blanca puede que existan dificultades en la transformación de los alimentos, por debilidad del Bazo-Páncreas. En la tabla 1 también aparecen los diferentes sabores y, utilizando éstos en pequeñas cantidades, tonificar los órganos asociados con cada sabor.

Cuando se aborden temas relacionados con otros receptores del cuerpo humano se puede hacer referencia a que en el ojo y el oído, según la Medicina Tradicional y Natural se dan técnicas muy curiosas de la acupuntura: la **Auriculoterapia** (técnica del pabellón de la oreja, figura 5). Las irregularidades que adornan adquieren significado especial, si se compara esta con la posición del feto invertido, se puede hacer coincidir con las irregularidades de la oreja y es similar a la de un feto, y por coincidencia se localizan los distintos puntos del cuerpo humano y es ahí donde se aplica la técnica, ya sea con agujas de acupuntura, moxas, o semillas que se fijan por un determinado tiempo al punto específico, por ejemplo la arista antihélix representa la columna vertebral, en el lóbulo de la oreja se representan los órganos de la cabeza.

Se incluyen todo tipo de tratamiento al nivel de la aurícula (puntura, masaje, láser, digitopuntura, y otras) y se pueden curar afecciones como dolores de columna, musculares, cefaleas, trastornos menstruales, constipación, trastornos endocrinos, el mal hábito de fumar; entre otros. Se conocen aproximadamente 200 puntos biológicamente activos, según los especialistas, se aprende fácil, es de amplio uso, de respuesta rápida, con manejo simple y pocas reacciones secundarias.

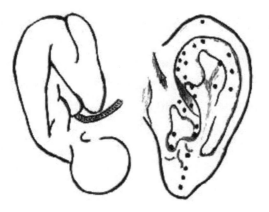

Figura 5
Representación de los puntos en la oreja (según
corresponda a cada área del cuerpo)

Como curiosidad se puede decir que los niños que nacen con deformaciones congénitas de los pabellones auriculares, según esta medicina y sus estadísticas, muy frecuentemente padecen malformaciones renales. Los oídos y las orejas son estructuras que pertenecen, según ésta medicina, al Yin de los Riñones, por lo que las dificultades con la audición (congénita o adquirida), resultan una manifestación de deficiencia del Yin de los riñones. Para abordar las energías tendrán primero que haber abordado estos conceptos, sino no es posible su comprensión, pero son conceptos que en una gran parte de la población se conocen, así como su símbolo (figura 1).

Si se estudia el receptor de la visión: el ojo, puede plantearse que la mirada, para la Medicina Tradicional China, es la expresión del estado del organismo, (se le denomina la expresión del alma), tanto del estado físico como el mental, por ejemplo, una mirada "cálida y radiante", ojos brillantes y húmedos, será la expresión del equilibrio, de buena energía, por el contrario, una mirada fría, inexpresiva, sin brillo, los párpados cansados, los edematosos u orejas, son la traducción de una enfermedad crónica y de difícil tratamiento y según esta medicina en el iris de los ojos, están representados todos los órganos de nuestro cuerpo.

En los planes de estudio donde se aborde la Piel se puede explicar que según la Medicina Tradicional China, es en la piel donde se localizan los meridianos y los puntos de acupuntura, estos son muy importantes para el tratamiento y prevención de las enfermedades y para abundar en esto se puede consultar el capítulo I de este libro. También se recuerda que no es privativo del hombre la localización de los meridianos, también de algunos animales se han hecho mapas acupunturales, y han servido para tratar enfermedades, mediante esta técnica se ha ayudado a parir las hembras aplicando agujas acupunturales en puntos específicos; estudios similares se han realizado, también, en Francia y Canadá.

En esos puntos no sólo se aplica la acupuntura, también existe una técnica llamada **Digitopuntura, digitopresión o Acupresión** (dedo puntura) y consiste en hacer una simple presión en los puntos, es un tratamiento inocuo y alivia de manera rápida el dolor; no es un tratamiento no sangriento. Es una de las técnicas más fácil de aplicar, pues sólo hacen falta los dedos; y conocer la ubicación anatómica del punto a estimular (*Tsubo*).

Son muchos los especialistas que han determinado sistemas de puntos para emplear la digitupuntura y a continuación se muestran las figuras 6.1 a 6.18 donde se representan diferentes puntos que se pueden utilizar; estos fueron elaborados a partir de la consulta realizada en la literatura especializada de Alan Dale, Ralph[20] y Sussmann, David J[21] Estos puntos están situados dentro de los meridianos que lleva su nombre (figuras 3-3.11)

---

[20]   Alan Dale, Ralph: Acupuntura con sus dedos. Un sistema curativo de dieciochos puntos. Ed. Dialectic Publications, Inc. Estados Unidos, 1997. (material fotocopia) p. 20.

[21]   Sussman, David J.: Qué es la acupuntura, que puede curar, cómo Actúa… Ed. Kier. Argentina, 1993. p. 94.

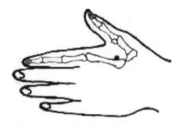

Figura 6.1
Intestino Grueso 4

Este punto se localiza entre el pulgar y el índice, en la parte final y más alta donde se forma un pliegue cuando se juntan los dedos índice y pulgar en su parte posterior. Utilización para dolor de dientes, convulsiones, vértigos, dolor abdominal, disturbios digestivos, estreñimientos, flatulencia, indigestión, vómitos, alergias, rinitis, amigdalitis, tos, hemorragia nasal, artritis, menstruación dolorosa, insuficiente y excesiva, mareos de avión, de autos o de barco, pesadillas en excesos, vértigos, dolor de cabeza, catarro común, cólera, amnesia, conjuntivitis, convulsiones, desórdenes emocionales, histeria

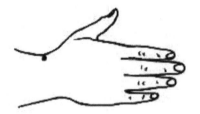

Figura 6.2
Pulmón 7

Se localiza buscando el pliegue más cercano de la mano, en la muñeca y en dirección al pulgar, en un punto de la cavidad entre los dos tendones.

Pueden utilizarse para quitar los miedos o sustos, disminuir el deseo de fumar y reforzar el sistema nervioso, asma, laringitis, sinusitis, dolor de nuca, tortícolis.

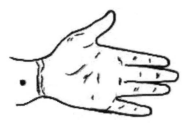

Figura 6.3
Circulación Sexualidad 6

Se localiza colocando la mano hacia el cuerpo y el punto se encuentra en el pliegue centro y medio de los tendones del área de la muñeca.

Se puede utilizar para combatir la depresión, la histeria, mareos de avión, barcos y carros, dolor abdominal, bulimia, dolor de estómago, diarrea, amigdalitis, asma, dificultad para respirar, catarro común, bronquitis, convulsiones, depresión, desórdenes emocionales, insomnio, miedos, palpitaciones, histeria, fiebre, hipertensión, hipo, tortícolis.

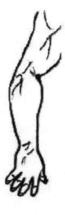

Figura 6.4
Pulmón 5

Ubicar la palma de la mano hacia cuerpo y el punto se ubica entre los huesos del brazo, en el pliegue que se forma en el codo y el lado del tendón.

Se utiliza para afecciones como la tos, estornudos y laringitis.

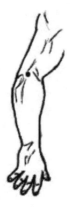

Figura 6.5
Intestino Grueso 11

Se ubica en la parte del pliegue que se forma cuando se dobla el brazo en su parte media, en el extremo final donde se hace una depresión.

Es bueno estimularlo para aliviar las alergias, la bursitis de hombro, el acné y la fiebre.

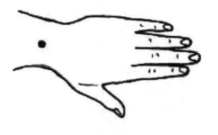

Figura 6.6
Triplerecalentador 5

Se ubica colocando la palma de la mano hacia el cuerpo, en el pliegue más cercano de la muñeca en su parte dorsal, opuesto al punto del denominado Circulación sexualidad 6 (figura 6.3)

Generalmente sirve para aliviar el calambre de los escritores, la tortícolis, ansiedad con palpitaciones, convulsiones, depresión, dolores menstruales, mareos y vértigos.

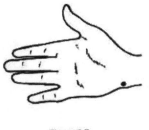

Figura 6.7
Corazón 7

Se coloca la palma de la mano hacia arriba, en el pliegue más cercano de la muñeca, en el hueco que está en línea directa con la parte interior del dedo meñique.

Es muy útil para aliviar miedos, pesadillas, la ansiedad con palpitaciones, convulsiones, depresión e histeria, taquicardia, migraña, desórdenes emocionales e insomnio

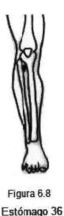

Figura 6.8
Estómago 36

Es el punto principal para energizar todo el sistema de acupuntura y se localiza debajo de la rodilla y en el lado exterior de la tibia.

Es importante para combatir el agotamiento, alergias, amigdalitis, ansiedad, deficiencia o exceso de apetito, diarrea, gastritis, nauseas, disturbios digestivos, estreñimiento, desórdenes intestinales, mareos de auto, avión y barco, frigidez, impotencia, menopausia, menstruación insuficiente, bronquitis, artritis, bursitis de rodilla, catarro común, depresión, nerviosismo, pesadillas, desórdenes emocionales, desfallecimiento, dificultad para respirar, hemorragias, menstruación difícil o dolorosa, hipertensión, inconsciencia, migraña, dolor de la articulación de la rodilla y vértigos.

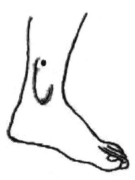

Figura 6.9
Bazo Páncreas 6

Localizado en la parte interna del tobillo, hacia la rodilla partiendo de la protrusión ósea, es un punto que se relacionan los meridianos Yin y con los tres órganos Bazo-Páncreas, Hígado y Riñón o la parte interna del tobillo.

Su estimulación sirve para combatir la flatulencia, estreñimiento, indigestión, vómitos, diarreas, dolores menstruales, alergias, artritis, dolor de pantorrilla, cistitis, menstruaciones difíciles o dolorosas, desórdenes insomnio, histeria, desórdenes emocionales, migraña, miedos, hipoglucemia, hemorroides, prurito vulvar, orina frecuente, eyaculación precoz, menopausia.

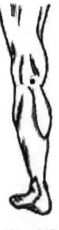

Figura 6.10
Vejiga 40

Este punto se ubica en el centro del pliegue de la pierna en su parte posterior (Fosa Poplítea)

Es muy efectivo estimularlo para combatir el dolor de espalda, de la pantorrilla, y el lumbago.

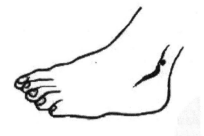

Figura 6.11
Vejiga 60

Su localización es en el punto que se ubica lateralmente y detrás del tobillo.

Su estimulación se hace para aliviar la bursitis de rodilla, dolor de cabeza, calambre de pie, tortícolis, dolor de nuca, lumbago, espasmos musculares en el pie y en la pierna, calambres en la pantorrilla.

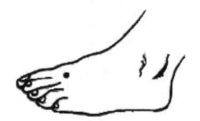

Figura 6.12
Hígado 3

Este punto es un "paso" importante de la energía proveniente del meridiano del Hígado, tiene especial relación con el Sistema Nervioso y los Pulmones; se puede localizar en la depresión del frente del pie, justo donde el primer y segundo hueso del metatarso.

Es importante para tratar adicción de drogas, el tabaquismo, reforzar el sistema nervioso, amnesia, ansiedad, insomnio, desórdenes emocionales, depresión, miedos o sustos, hipotensión, hipertensión, hemorroides, dolor de pie y cabeza, menstruaciones dolorosas, excesivas e insuficientes

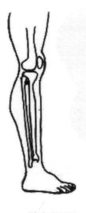

Figura 6.13
Vesícula Biliar 34

Su localización es encima y detrás del punto Estómago 36 (figura 6.8), debajo de la cabeza del hueso del peroné en la pierna.

Es utilizado para combatir el dolor de la articulación de la rodilla y espasmos musculares.

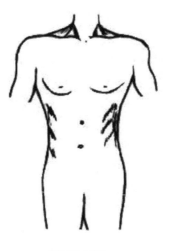

Figura 6.14
Vaso Concepción 12

Punto situado entre el ombligo y la parte inferior del esternón.

Se utiliza en el alivio de la bulimia y falta de apetito, hipoglucemia, gastritis, estreñimiento, dolor de estómago, disturbios digestivos, cólera, comer en exceso, vómitos, nauseas ansiedad nerviosa con palpitaciones, inconsciencia, mareos y vértigos por montar en avión, en carro o barco, pesadillas, hipertensión y migraña.

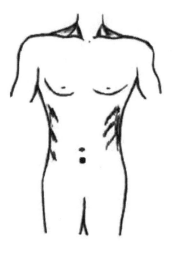

Figura 6.15
Vaso Concepción 6

A este punto se le llama "Mar de la energía", particularmente para los órganos sexuales y la vejiga urinaria y se encuentra directamente debajo del ombligo.

Su estimulación alivia los dolores menstruales, prurito vulvar, menopausia, dolor abdominal, flatulencias, desórdenes intestinales, insomnio, hipotensión, hemorroides, frigidez, estreñimientos, dolor al orinar, cistitis, orinar con frecuencia, dolores de pantorrilla.

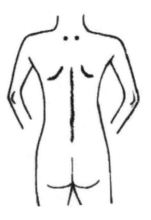

Figura 6.16
Vejiga 11

Se localiza a los lados de la columna vertebral, al nivel de los hombros, en el espacio que queda entre la primera y segunda vértebra.

Utilización en el alivio de dolores de las articulaciones, artritis, dolor de hombros.

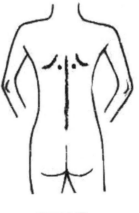

Figura 6.17
Vejiga 17

Punto que se localiza a los lados de la espina dorsal, en la parte inferior del omóplato. Se utiliza en alergias, hipo, desfallecimiento y hemorragias.

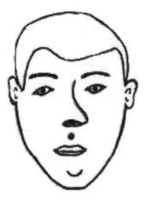

Figura 6.18
Vaso Gobernador 26

Es un punto muy importante y con el que hay que tener especial cuidado por su influencia, se localiza justo arriba del centro y el canal del labio superior.

Es el punto de emergencia para casos de desmayo e inconsciencia, histeria, dolor de espalda y lumbago.

Todos estos puntos puede además de la acupuntura y la digitopuntura pueden ser tratados con otra técnica ligada a la utilización de una planta, esa técnica se denomina **Moxibustión,** su significado está dado por el origen de la palabra, *moxa* que proviene del japonés *mogusa* que significa hierba ardiente. Esta consiste esencialmente en prevenir o tratar la enfermedad mediante la combustión que se produce con la picadura de una planta llamada Artemisa y que está envuelta en un tabaco, constituyendo un estímulo calórico, esta planta se seca, se le quita la nervadura, se estaciona durante varios años y se tritura hasta reducirlas a polvo.

Todos los puntos chinos o acupunturales pueden ser moxados, y se hace generalmente una vez retiradas las agujas, otras veces solo se utiliza la moxa, se aplica directamente en el punto con el tabaco encendido sin que se produzca llaga, en algunas ocasiones solo se hace de manera que no toque la piel, pero en algunas ocasiones los especialistas lo utilizan directamente sobre el punto, colocando una sustancia entre la piel y la moxa pero teniendo en cuenta no ocasionar daño al área. También el mismo es movido lentamente a una distancia de 1 a 3 centímetros del punto a tratar.

Puede combinarse también la moxa con la técnica de acupuntura mediante agujas, la moxa se coloca en el mango de la aguja (esta aguja debe ser de plata o de cobre para que trasmita bien el calor, según Tomás Álvarez Días, 1998,[22] la técnica tiene gran importancia porque:

- Influye positivamente en la circulación de la sangre y la energía, alivia el dolor y hace funcionar los meridianos.
- Defiende la energía Yang.
- Aumenta el calor del cuerpo y neutraliza las enfermedades por frío y por vacío en los órganos internos.
- Aumenta la energía.
- Tonifica el cuerpo y la salud.
- Actúa contra las enfermedades por viento, por calor y calor húmedo.

Según la medicina moderna influye en la sangre, el sistema inmunológico, sistema digestivo, las arterias y las venas; y en el desarrollo del organismo.

Aún se está analizando la Piel como el órgano donde se aplican muchas terapias, otra de las muy usadas desde siglos atrás es **Masoterapia o Masaje Corporal** que es la técnica que se aplica masajeando el cuerpo de la persona, y muchas veces se combina con otras técnicas. Existen

---

[22] Álvarez Díaz, Tomás A.: Manual de Acupuntura. Ed. Ciencias Médicas. La Habana, 1992.

diferentes tipos de masajes, pero no en todas se aplican los fundamentos de la medicina tradicional asiática, pueden ser masajes manuales o con aparatos, se aplican de forma general (masaje a todo el cuerpo) y local (a regiones específicas), todos pueden ser ejecutados tanto por el masajista o mediante el auto masaje; también existe el masaje deportivo, higiénico, cosmético, oriental, lineal, auricular y curativo; sobre todas estas modalidades hay una infinidad de literatura especializada y se ha demostrado la eficacia para mantener y mejorar la salud humana.

La **Craneopuntura** es otra de las técnicas que tiene incidencia en la piel directamente, significa acupuntura de la cabeza o del cráneo, es otro de los microsistemas acupunturales, y se basa en la estimulación de áreas específicas, se representa mediante zonas o líneas y corresponden con la proyección en el cráneo con las circunvoluciones, su acción es como por "continuidad" de las zonas de los lóbulos cerebrales, esos puntos o zonas no están unidas al Zang-Foo u órganos o vísceras por ninguna rama o colateral el meridiano.

La **Fangoterapia** como técnica es empleada por cosmetólogos y terapistas con mucha frecuencia, se aplica sobre la piel, para el tratamiento de diferentes enfermedades, así como para el mantenimiento de la belleza y la salud; en esencia es la utilización de determinado tipo del fango extraído de la naturaleza y con propiedades medicinales. Otra técnica que se utiliza con magníficos resultados son las aguas medicinales, que por las propiedades que posee, ricas en minerales y otros compuestos se emplean para tratamientos como la artrosis, reuma, artritis y otras enfermedades óseas.

En la piel y particularmente en la de las manos y los pies se aplica una técnica denominada **Reflexología,** es una técnica milenaria que ha llegado hasta la edad moderna, y la literatura le atribuye su origen a muchos países; es aceptada como parte del quehacer médico y psicólogos la utilizan para la reducción del estrés. Es una técnica inocua, y no invasiva, por lo que es muy aceptada por las personas.

Según la teoría de la reflexología, nuestro cuerpo tiene puntos reflejos en los pies y las manos, lo que significa que estimulando las áreas reflejas situadas en ellos se estimulan también los órganos y las glándulas que tienen relación con esas zonas. La teoría platea que en las manos y los pies 10 áreas bien definidas por donde circula la energía, y esta transita por todo el cuerpo, desde abajo hacia arriba.

Si cuando se masajea los pies y las manos se nota sensibilidad en una zona determinada indica que algo puede estar pasando en el área del cuerpo con el cual está relacionada esa área, por ejemplo si aparece la sensación en el área del calcañal, la afección puede estar dada en la espalda baja, la cadera, la rodilla, el tobillo o el pie, porque estas son las áreas reflejas que tienen relación con esa área del pie. Si de la misma forma al presionar esa zona del pie, pero en la parte interna del calcañal, entonces la afección pudiera estar dada en las vértebras de la columna vertebral en su parte baja.

En el centro de la planta del pie hay zonas reflejas del Hígado y los Riñones, cualquier técnica que se aplique puede incidir en el funcionamiento de esos órganos, así como la zona inferior del dedo gordo del pie es la zona refleja de la cabeza, el cerebro, la tiroides y en su mismo centro la pituitaria.

Si se trata las zonas de la palma de las manos, la muñeca en su parte más cercana a la mano, se localizan zonas reflejas del coxis, el sacro, las vértebras lumbares, las articulaciones de la cadera (en el borde externo de esta zona) y en esta misma zona pero en el dorso de la mano se ubican zonas reflejas de las vías linfáticas, articulación de la cadera, zona pélvica (incluyendo los huesos pélvicos). En el dorso y zona ventral de la primera falange de todos los dedos de la mano hay zonas reflejas para el cerebro, la cabeza y los dientes.

Al aplicar las técnicas, ya sea con el masaje o con algún aparato destinado a ello para activar las zonas reflejas tanto de los pies como de las manos, las toxinas son liberadas y van al sistema circulatorio sanguíneo y linfático, lo que posibilita eliminar toxinas del cuerpo, además se siente una sensación muy agradable que posibilita también que desde el punto de vista sicológico la persona alivie el estrés, la tensión se desbloquee para normalizar el equilibrio del cuerpo, estimulando la relajación profunda.

Por lo anterior se considera que la reflexología es muy bondadosa, no provoca dolores, se ayuda con ella a la purificación del organismo, el aporte sanguíneo a los tejidos y no para aplicarla no hace falta muchos instrumentos; lo mismo se puede realizar con la persona acostada que sentada, y se pueden combinar varias técnicas como los baños calientes y fríos, con aceites esenciales, pero teniendo presente que las áreas que se traten estén saludables.

Para explicar el origen de la presencia de los puntos acupunturales y los meridianos situados en la piel, y la relación que tienen con los órganos internos, se puede plantear que a partir del ectodermo en el desarrollo embrionario, se origina la piel, y el sistema nervioso simultáneamente, y por lo tanto se mantendrá una estrecha relación embriológica, explicándose la persistencia de la acción de ciertos puntos cutáneos que se relacionan con el sistema nervioso y de este con los órganos internos, persistiendo ésta durante toda la existencia del organismo.

Con estos ejemplos de aplicación de técnicas donde se ve involucrada la Piel como órgano externo del cuerpo, se demuestra que el organismo humano funciona como un todo único pero no es ella la única que permite esta integración; hay cuestiones que se pueden abordar de manera sencilla, por ejemplo: en la tabla 2 se muestra el horario en que más trabajan los órganos asociados a los meridianos, éstos están integrados en un ciclo que se denomina **Ciclo Circadiano**, donde se evidencia los órganos que más trabajan en cada hora del día, en tal sentido se pueden planificar las diferentes actividades de la vida diaria, ejemplo: de 11:00 am -1:00 pm no debe intensificarse la práctica de ejercicios físicos, porque es en ese horario que el corazón trabaja a su máxima capacidad; de 5:00 am - 7:00 am generalmente tenemos la necesidad de evacuar los intestinos, y eso es muy beneficioso hacerlo en ese horario porque es cuando más ellos trabajan; para las personas que fuman es muy dañino hacerlo en el horario de 3:00 am - 5:00 am porque en ese horario el Pulmón trabajo mucho, lo que aumenta el riesgo de deficiencia de ese órgano más que si lo hacen en otro horario del día.

Es importante destacar que las personas que quieran utilizar las temáticas de la Medicina Tradicional y Natural en la Educación para la Salud, deben conocer que para ésta, el verdadero diagnóstico se da a partir de las características de la lengua, el pulso y el aspecto de las excreciones, esta información puede dejarse saber en cualquier tema de los programas de estudio en los diferentes niveles de enseñanza.

El tema de la alimentación es muy importante y actual, y puede estar dentro de los programas de muchos niveles de educación, durante la enseñanza de este tema se debe tener presente:

- Los efectos adversos de aquellas sustancias, que a pesar de estar contraindicadas, gozan de la preferencia de la persona.
- Listado de alimentos que deben evitarse.
- Valorar si es necesario completar la dieta con otras medidas terapéuticas.
- Prever un tiempo destinado a la educación a fin de que paulatinamente aprenda a manejar su alimentación como instrumento de uso personal.

A continuación se presenta una relación de alimentos Yin y Yang, que pueda ser utilizada en la confección de las dietas balanceadas, no sólo desde el punto de vista nutricional sino desde el balance energético (recomendaciones dadas por la MTYN) y que a la misma vez alivian enfermedades.

Acelga (polaridad Yin)

Tonifica el Qí (energía) y el Xué (sangre), disipa el calor, seda el Yang, favorece la eliminación de toxinas y detiene los sangramientos. Se indica en disenterías, en las enfermedades eruptivas de la piel y la amenorrea.

Ajo (polaridad Yang)

Protege el Yang, tonifica el Qi (energía), expulsa el frío, seda el Yin, calienta el Estómago y el Bazo, elimina las obstrucciones intestinales, favorece la eliminación de las toxinas, vermífuga y diurética. Se utiliza en la indigestión, edemas, neumonías, tuberculosis pulmonar, picadura de serpientes e insectos.

Albahaca (polaridad Yang)

Dentro de las propiedades se le atribuye que protege el Yang, regula y promueve la circulación del Qi, expulsa el frio, disperse el viento, y elimina la humedad. Sus indicaciones están para combatir la cefalea, irregularidad menstrual, tensión premenstrual, diarreas, gastralgias, resfriado común, contusiones y erupciones de la piel.

Algodón (semillas) (polaridad Yang)

Con propiedades terapéuticas porque tonifica el Yang, calienta el Riñón, promueve la circulación del Qí (energía) y el Xué (sangre). Se indica en las disfunciones sexuales por deficiencia del Yang, enuresis, descenso exagerado de los testículos, prolapso y leucorrea.

Almejas del mar (polaridad Yin)

Dentro de sus propiedades terapéuticas están que benefician la sangre el Hígado y el Riñón, favorece la eliminación de flemas. Sus indicaciones están dadas para la diabetes, edema, sangramientos vaginales, leucorrea, bocio y hemorroides.

Anís estrellado (polaridad Yang)

Tonifica el Yang y beneficia el Qí y se indica en afecciones de naturaleza fría y por viento vacío, distensión abdominal, constipación, hernias, lumbagos y edemas.

Azúcar turbinada (polaridad Yang)

Socorre y protege el Yang, tonifica el Qí el Xué expulsa el frío, seda el Yang y disuelve las coagulaciones. Se indica para la supresión de la sed, los vómitos y la anemia.

Banana (plátano fruta) (polaridad Yin)

Sus propiedades terapéuticas están dadas porque tonifica el Qí y el Xué, disipa el calor, beneficia el Yin, lubrica los intestinos y favorece la eliminación de toxinas. Se indican para la sed, constipación, alcoholismo, hemorroides sangrantes e hipertensión arterial.

Berenjenas (polaridad Yin)

Es un fruto que actúa en el Yin sedándolo, disipa el calor, tonifica el Qí y el Xué, tiene acción analgésica, alivia las inflamaciones, favorece la eliminación de toxinas. Sus indicaciones son para hemorroides sangrantes, mastitis, ulceras de la piel, disminuye el riesgo de enfermedades vasculares.

Berro (polaridad Yin)

Aunque no es de las plantas tan consumidas beneficia el Qí y el Xué, expulsa el frío, disipa el calor, seda el Yang y beneficia el agua. La recomiendan para el edema, leucorrea, afecciones urinarias y la tuberculosis.

Boniato blanco o gris (polaridad Yang)

Terapéuticamente socorre y protege el Yang, tonifica el Qí y el Xué, expulsa el frio, armoniza la circulación de la sangre, beneficia el apetito y nutre los cinco Zang Foo. Se indica en caso de diarreas, íctero, erupciones de la piel, trastornos de la visión nocturna, mastitis y constipación.

Calabaza (polaridad Yin)

Es una planta que a veces se come como ensalada y en otras ocasiones es vianda, depende, es buena porque tonifica el Qí y el Xué. Se recomienda para tratar el asma, la tos y edemas.

Calamar (polaridad Yin)

Muy consumido por el hombre, tonifica el Xué, regula y armoniza el Hígado y beneficia captación del Qí por el Riñón. Es bueno para combatir la anemia, sangramientos vaginales, leucorrea y amenorrea.

Camarón (polaridad Yang)

Delicioso alimento, protege y tonifica el Yang, armoniza el Qí y el Xué, beneficia el Qí, expulsa el frío y el viento, favorece la lactancia. Puede utilizarse para las deficiencias del Yang, disfunciones sexuales eréctiles y disminución del deseo sexual.

Canela (polaridad Yang)

Dentro de sus propiedades terapéuticas están que tonifica y calienta el Yang, calienta la superficie y expulsa el frio. Se indica para afecciones de naturaleza fría, fatiga e indigestión.

Cangrejo (polaridad Yin)

Sus propiedades terapéuticas están dadas porque disipa el calor, tonifica el Yin, rellena las médulas y fortalece los huesos. Se indica para fracturas óseas, quemaduras e íctero.

Caña de azúcar (polaridad Yin)

Es muy agradable al paladar y tonifica el Qí y el Xué, disipa el calor y regula y armoniza el Yin. Sus indicaciones se dan para la tos, sed, estomatitis, catarro por viento-calor, indigestión y hemorroides.

Carne de cerdo (polaridad Yin)

Es una carne presente en muchos platos, tiene propiedades terapéuticas porque beneficia el Yin, tonifica el Qí y el Xué, lubrica la sequedad. Es bueno consumirla para la diabetes, debilidad, tos seca y constipación, elaborada con ajo es un magnífico remedio para la gripe.

Cebolla (polaridad Yang)

Es un bulbo muy empleado en la cocina, dentro de sus propiedades están que socorre y protege el Yang, beneficia y regula el Qí, expulsa el frío y es expectorante. Sus indicaciones se dan para reforzar los Pulmones, para el resfriado común, mastitis, congestión nasal y trichomoniasis.

Cerezas (polaridad Yang)

Por su exquisito sabor se emplea en la elaboración de muchos platos, sus propiedades son variadas, pero dentro de la medicina tradicional se considera que protege el Yang y expulsa el frío. Sus indicaciones se dan en esta medicina afecciones de naturaleza Yin, entumecimiento articular, úlceras de la piel y molestias de la garganta.

Chícharos (polaridad neutra)

Beneficia la energía y la sangre, favorece la evacuación intestinal, tiene efecto galactógogo, favorece la generación de líquidos, beneficia los cinco Zang.

Coco (agua) (polaridad Yin)

Posee propiedades terapéuticas porque seda el Yang, beneficia el Riñón, tonifica el Yin y tiene acción vermífuga. Se indica para la insolación, sed, fiebre, diabetes, edema, constipación y parasitismo intestinal.

Coco (leche) (polaridad neutra)

Sus propiedades terapéuticas en esta medicina están dadas porque tonifica la energía y la sangre, protege el Yang y seda el Yin. Se indica para la diabetes, edema y hemoptisis.

Coco (masa) (polaridad neutra)

Tiene propiedades terapéuticas porque tonifica la energía y el Xué, expulsa el viento. Se indica como complemento nutricional en los desnutridos.

Col (polaridad neutra)

Propiedades terapéuticas: tonifica el Qí y el Xué, alivia la dispersión mental, promueve la digestión. Se indica en esta medicina para la constipación y erisipela.

Jalea real (polaridad neutra)

Regula y armoniza el Yin y el Yang, favorece la eliminación de toxinas. Se indica para las personas que tienen retardo del desarrollo, pérdida de peso, malnutrición, convalecencia de enfermedades prolongadas, anemias, etc.

Hígado (cerdo) (polaridad Yin)

Tonifica el Xué, beneficia el Yin, tonifica el Hígado y agudiza la visión. Se indica para la visión borrosa y ceguera nocturna.

Riñón (cerdo) (polaridad neutra)

Lubrica la sequedad, beneficia, armoniza y regula el Riñón, facilita y beneficia la función de la Vejiga. Se indica para el dolor en la zona lumbar por deficiencia de los riñones, edema y eyaculación precoz.

Por último se puede plantear que en la dieta se **debe evitar:**

- Comer alimentos fríos constantemente (porque provocan dolores abdominales y diarreas).
- Comer alimentos picantes o extremadamente calientes (porque provocan mal aliento, labios secos y constipación).
- Tomar bebidas alcohólicas y consumir alimentos grasosos (porque produce diarreas, hemorroides, mareos y dolores en el pecho).

- Comer en exceso (porque provoca indigestión, vómitos, acidez y diarreas).
- No comer lo suficientemente y lo no adecuado.
- Ingerir alimentos en mal estado.

Para la Medicina Tradicional y Natural, la dieta es un complemento útil de la acupuntura, existiendo tratamientos para evitar el apetito desmedido, o las angustias que provocan la disminución del volumen de alimentos ingeridos.

Puede utilizarse la tabla de los Cinco Elementos para poner ejemplos de cómo influye la coloración y el sabor de los alimentos en los órganos y vísceras, utilizándose estos para tonificarlos, ejemplo: para tonificar el Corazón (elemento Fuego), incluir en la dieta alimentos rojos como la remolacha y el ají pimiento maduro; los alimentos picantes como el rábano y la cebolla tonifican el Pulmón; los alimentos dulces (naturales) tonifican el Estómago; de esta manera se puede realizar el análisis con el resto de los componentes de la tabla, lo que les facilitará emplear la misma, no solo como información, sino como beneficio personal y el mantenimiento de la salud.

Por último, referido a la nutrición, se puede plantear que en la alimentación deben tenerse en cuenta aspectos importantes como: comer alimentos abundantes en agua, combinar eficazmente los mismos, realizar el consumo controlado y no dejar de incluir en la dieta las frutas y vegetales. Una vida sana depende entre otros elementos de una nutrición adecuada, la práctica de ejercicios físicos y tener un pensamiento positivo.

Si se abordan temas relacionados con los órganos reproductores se puede valorar que la calidad de la función reproductora, según esta medicina, la garantiza el Yin de los Riñones, así como la continuidad de la especie, que los padres se parezcan a los hijos, y los cambios de la adolescencia, por lo tanto se deriva de lo anterior una medida higiénica para el sistema reproductor: El acto sexual debe realizarse siempre por amor, la persona que ama tonifica el organismo (Yin de los riñones), y es una forma de obtener salud.

¿Qué se puede evidenciar al estudiar conceptos de la ecología y los de protección de la naturaleza y el hombre?

Los conceptos que abordan la protección de la naturaleza y del cuerpo humano, en sentido general, tiene especial importancia para el análisis de los preceptos de la Medicina Tradicional, porque en dependencia del estado del medio ambiente así será la posibilidad de que el hombre presente o no modificaciones en su estado de salud y utilice los recursos de la naturaleza en su beneficio.

Existe una forma en esta medicina que parte de la utilización de varios recursos naturales, es la **Homeopatía** que trata el estudio, diagnóstico y tratamiento del terreno humano enfermo conforme a la ley de la semejanza, significa *homoios* "semejante", y *patho* "sufrimiento" o "enfermedad", por lo tanto se confecciona el medicamento a partir de la "tintura madre", que se obtiene mediante procedimientos farmacológicos específicos de tres reinos: animal, vegetal y mineral y que sea semejante a la enfermedad, ejemplo: el medicamento llamado Allium se hace con cebollas rojas, la cebolla hace llorar, por lo que este medicamento se utiliza para tratar afecciones que provocan lagrimeo y secreción nasal, como resfriado; otro ejemplo es el que se utiliza para combatir el hábito de fumar que se elabora a partir de la nicotina del tabaco.

Este es un método terapéutico que intenta curar al enfermo, no las enfermedades; su precursor fue el alemán Samuel Cristian Frederic Hahnemann Spiess, en el año 1796; su extensión comenzó en Europa, luego a la India donde coexiste con las medicinas tradicionales de esa región; se extendió al continente americano, reconociéndose desde aproximadamente 1846, evidenciándose en publicaciones de autores como Wenceslao Callejas y Asencio (1866) y Joaquín Navarro del Valle (1881), ambos en Cuba.

Esta terapéutica tiene en cuenta para su aplicación diferentes principios, entre ellos está el de dinamismo vital, que explica que el organismo tiene una fuerza vital natural que tiene el poder de recuperación; este dinamismo mantiene la vida desde la célula, pasando por los tejidos, los órganos, los sistemas de órganos, el cuerpo y la mente, conservando todo en armonía durante el estado de la enfermedad, por lo tanto, la salud depende de la fuerza vital, y los medicamentos que se elaboran bajo estos principios, actúan en esta fuerza vital.

Siempre que se aborde el tema relacionado con la protección, se puede enfatizar en como influye el cielo y la tierra en el hombre, y los cambios que se producen en ellos, tienen incidencia en el equilibrio del organismo, repercutiendo en su salud; además de la tierra se toman los animales y los vegetales como fuente de alimentación, y ellos al igual que el hombre reciben la influencia de los cambios que se producen en la naturaleza, lo que constituye un principio importante para la utilización de esta medicina.

Otro aspecto importante para el desarrollo de este concepto de protección, es que los cambios en la naturaleza, se producen de forma cíclica (estaciones, meses, días, horas) con un comportamiento similar, lo que permite establecer el cronorriesgo o riesgo de padecer alguna enfermedad, por eso es considerado este vaivén (periodicidad) como una condición de riesgo periódico a padecer una enfermedad.

Un cambio de clima, de una estación a la siguiente, es usualmente gradual, si los cambios climáticos ocurren de manera súbita o diferente de los patrones habituales, el cuerpo es incapaz de ajustarse con la suficiente rapidez y se corre el riesgo que aparezcan las enfermedades. Un cambio del medio ambiente, por ejemplo, una mudanza, sin haber aclimatado apropiadamente al cuerpo, puede resultar una causa de enfermedad.

El cuerpo humano es un microcosmo y como tal, manifiesta de manera interna las estaciones, en la terapéutica tradicional se emplea la tonificación de los órganos o los Zang-Fu en la estación precedente; la tonificación ideal se realiza con la inclusión en el tratamiento de los alimentos que nos brinda la naturaleza (dieta) en el momento en cuestión. Para aplicar estas cuestiones, se puede emplear la tabla 1 de "Los Cinco Elementos".

¿Qué se puede evidenciar al estudiar los conceptos con la utilización y producción por el hombre a partir de recursos la naturaleza?

Los conocimientos de la Medicina Tradicional y Natural también son aplicables en el sistema de conocimientos biológicos a los procesos de la producción agropecuaria e industrial, haciéndose énfasis en que el hombre puede transformar y utilizar la naturaleza en su beneficio, ésta es una generalización de mucha aplicación; la misma tiene incluido los conceptos de politecnización, aspectos que se pueden tratar en el tema de los recursos de la naturaleza y su utilización por el hombre en su beneficio, como son los temas relacionados con las "Labores Agrícolas", donde se puede relacionar la influencia de los cambios de la luna en la siembra y recogida de las plantas con los siguientes aspectos:

- Las plantas deben sembrarse en la luna creciente (porque esta fase favorece la germinación y la fertilidad).
- Las semillas germinan después de la luna nueva (porque la luna entra en la fase creciente, que es la de la germinación).
- La cosecha de frutas y vegetales jugosos debe realizarse después de la luna llena (porque inmediatamente después aparece el cuarto menguante y los frutos pierden la posibilidad, casi siempre, de tener grandes cantidades de jugo).

- La madera y la leña para el fuego se cortan durante la luna cuarto menguante, poco antes de la luna nueva (porque está más seca, tiene menos líquido).
- La cantidad de anillos que tienen las remolachas, las zanahorias y otras plantas evidencian los meses que tenían cuando fueron cosechadas, en cada luna creciente se añade un anillo, y del mismo modo, cada año de los árboles se representa por un anillo, y la cebolla adquiere una capa cada luna creciente.

A continuación se exponen algunas normas para recolectar las plantas medicinales:

- Las partes aéreas de las plantas se recogen en días secos.
- Las partes subterráneas se recogen después de la lluvia o mojada la tierra (porque facilita que estas salgan completas).
- La corteza del tronco se recoge en primavera u otoño (porque es el momento en que se desprende de manera natural y no se deterioran sus principios activos).
- Las maderas se cortan en invierno (porque las fibras en esa época están menos unidas, con menos líquido, y por lo tanto hay menos posibilidades que se enfermen por la invasión de microorganismos).
- Las hojas se recogen las más crecidas y en tiempo de floración (porque tienen mayor cantidad de principios activos).
- Las floras se recogen en tiempo de floración, al igual que toda la planta.
- Los frutos han de recogerse al madurar.
- Las raíces se recogen al finalizar el invierno y principios de la primavera (porque en plena primavera aumenta la cantidad de líquido).

La fabricación de medicamentos de plantas se conoce como **Fitoterapia** y se realiza a partir de los principios activos de las mismas y desde los albores de la civilización, las hierbas han proporcionado medicinas a la humanidad; la palabra hierba, como se usa en la medicina herbolaria, significa una planta, parte de ella, que se usa para hacer medicinas, saborizantes para alimentos (especias) o aceites aromáticos para jabones o perfumes. Una hierba puede ser una hoja, una flor, un tallo, las semillas, la raíz, el fruto, la corteza o cualquier otra parte de la planta que se usa por sus propiedades medicinales y aromáticas.

El alcance de la fitoterapia va desde las plantas de acción ligera, hasta algunas potentes, entre los dos extremos se encuentra un amplio espectro de hierbas medicinales con un importante significado médico. Mediante una selección de las hierbas para el paciente, se puede lograr una profunda transformación de la salud con un menos peligro derivado de los efectos colaterales inherentes a los medicamentos farmacológicos sintéticos.

Puede utilizarse como preparados farmacólogicos (cápsulas, tabletas, extractos y tinturas) o preparar un té de hierbas, las infusiones constituyen el método más sencillo para preparar un té de hierbas, y se puede usar tanto frescas como secas, que a diferencia de los cocimientos, en la infusión no se cuece la planta, sino que se echa en agua hirviendo y se tapa durante 5 ó 10 minutos para evitar la evaporación de los aceites esenciales y se hace cuando se emplean las partes blandas de la planta (hojas y flores); en el cocimiento se tritura las partes más duras de la planta, como las raíces, las cortezas, y se cuecen según el tiempo que se oriente en los manuales o por los especialistas.

Según la Medicina Tradicional China, cada sabor de las plantas tiene una determinada acción medicinal, y para la elaboración de los medicamentos se requiere del conocimiento de la planta a utilizar, su forma de emplearla, conservarla y administrarla al enfermo, y en dependencia de las características individuales. Es necesario, a pesar de la rica experiencia popular que existe sobre el uso de las plantas medicinales, y al usarlas debe consultarse a un especialista de esa área de la salud, de modo que se evite su uso incorrecto, y más que beneficio aparezcan daños.

También la **Terapia Floral** que Según Lee Torres (1994)[23], se descubre y la propone por primera vez el inglés Eduard Bach (1928-34) para tratar los estados emocionales del hombre y de los animales empleando las propiedades vitales de las plantas. El consideró que la enfermedad resulta de un desequilibrio emocional, que se produce en el campo energético del ser vivo y que si persiste termina afectando el cuerpo físico, ya que es el producto final de un desorden más profundo ocasionado por la falta de armonía entre el estado interno del individuo y su comportamiento externo, entre sus aspecto mental y espiritual, por lo que se debe buscar en la persona la causa real de lo que aqueja, para ayudar a la curación, estando dispuesto a tener responsabilidad en ello.

Esta forma de tratamiento no se usa para dolencias físicas específicamente, sino para tratar los estados emocionales negativos que puede sufrir una persona en un momento determinado, las cuales pueden agotar su vitalidad haciendo que el cuerpo pierda su resistencia natural y se vuelva más vulnerable a las enfermedades e infecciones, por consiguiente, Bach pensaba que tratando el problema en el nivel energético y no cuando el mal se ha hecho estructural, se podían evitar las perturbaciones físicas.

Las plantas que se emplean son de una serie de 38 esencias de flores silvestres, estas no son tóxicas, crecen de forma silvestre en sitios no contaminados y de ellas se usa sólo la flor (porque es la parte donde se concentran las energías del vegetal), en el momento de su madurez o perfección completa. Las flores se sumergen en aguas cristalinas de

---

[23]   Lee torres, Carmen: Las flores de Bach. Tratamiento de los estados emocionales. Ed. Kinessis. Caracas, 1994. (material fotocopiado). p. 3.

manantial y se dejan expuestas al sol por unas horas, los remedios no contienen aditivos químicos, solamente algún tipo de alcohol como preservante.

Esta terapia es reconocida por la Organización Mundial de la Salud, desde 1976, entre los sistemas médicos tradicionales utilizados por la población. Su uso se oficializó en febrero de 1999.

Junto a esta terapia se ha desarrollado la **Aromaterapia** que desde el punto de vista de la etiología de la palabra su significado es curación mediante el aroma y su basamento real está dado por la utilización de los aceites esenciales de las diferentes partes de las plantas, y son utilizados desde tiempos memoriales para mejorar y mantener la salud física y mental. Estos aceites no se ingieren sino que se inhalan o se aplican en la piel. Existe controversia en la literatura sobre sus efectos, no obstante, se sigue empleando diluyendo el aceite en agua caliente para que el aroma se inhale por el sistema respiratorio, otra forma es mezclando el aceite con sustancias vehiculares para el masaje en la piel, también en mezclados con las ceras para su combustión, siempre se recomienda no aplicar directamente en la piel, porque al estar en altas concentraciones pueden producir alergias.

En la mayoría de la literatura se pueden encontrar los efectos de estos aceites esenciales, algunos se clasifican como aceites relajantes, otros son estimuladores, antidepresivos, afrodisíacos y otros equilibradores.

La **Canela** (Cinnamomum zeylanicum o Cinnamomum verum) es una planta muy conocida en el mundo por sus excelentes propiedades, lo que se utiliza es la corteza interna, lo mismo en forma de rama como en polvo, además de utilizarse en la elaboración de algunos alimentos y bebidas, como uso medicinal, su aceite esencial en la aromaterapia se emplea para la relajación e inducir el sueño

Es muy conocido en la población el uso del **Eucalipto** (Eucaliptus) porque sus aceites esenciales son empleados para afecciones del sistema respiratorio, es un aceite estimulante y contribuye a disminuir y dar confort a las personas que transcurren por períodos de fatiga y cansancio mental. Se recomienda emplearlo con moderación pues puede causar irritación de la piel

Entre todos, el más conocido y más utilizado es el extraído de la planta de **Lavanda** Lavádula) su aceite esencial se utiliza como equilibrador, y se cree que combate el insomnio, calma los nervios, ayuda a evitar la irritabilidad y es vía de recuperación de las emociones, también se le atribuye propiedades antisépticas, afrodisíaco y reconstituyente. Este aceite es muy utilizado en la cosmetología, y la fabricación de perfumes.

Menta (Mentha), es una planta verde, muy usada en la población no sólo para fines médicos, sino como uso culinario. Es empleada para dolores de cabeza, náuseas y mareos; en el orden psíquico se ha utilizado para levantar el ánimo, evitar la depresión y mejorar el entusiasmo.

Mandarina o Tanjarina (Citrus), es una planta que su aceite esencial es considerado relajante, se plantea que "abre el corazón para la sensibilidad", favoreciendo la eliminación del sentimiento de negatividad de las personas, también calma el sistema nervioso hiperactivo.

Manzanilla (Matricaria Chamomilla L.), planta de poca altura, tallo erecto, de hojas muy divididas y color verde intenso, las flores que es la parte que se utiliza, de pétalos blancos y centro amarillo. Además del empleo en las afecciones relacionadas con el sistema digestivo, en la aromaterapia sirve para ayudar a la depresión, el estrés, la tensión y la irritabilidad, se puede utilizar después de una larga enfermedad para restaurar el cuerpo y la mente.

Limón (Citrus aurantifolia), planta siempre verde, que tiene una amplia aplicación tanto medicinal como dentro de la elaboración de alimentos, es muy difundido su uso por las propiedades que posee, se utiliza en el alivio de problemas digestivos, pero también para la sanación de la mente, induciendo a su claridad.

El **Romero** (Rosmarinus officinalis L.) es una planta de donde se extrae un aceite esencial que se cree es estimulante, por lo que no se recomienda usar durante el embarazo y en personas con problemas convulsivos; sin embargo ayuda a aumentar la concentración y la memoria, porque se considera que estimula la actividad cerebral, ayuda a desintoxicar la mente y el cuerpo, fortaleciendo la claridad mental.

Salvia (Salvia officinalis L.) es considerada como antidepresiva, sirve para calmar la mente y las emociones. Se recomienda no usar durante el embarazo.

El aceite del **Sándalo** (Santalum álbum) (relajante), con su delicioso aroma a madera, es muy utilizado para combatir o evitar la depresión, posibilitando la relajación profunda, calma las emociones, sirve para tratar las pieles secas.

También de los animales se extraen beneficios que se utilizan en la cura y prevención de enfermedades, tal es el caso de las abejas; por ejemplo: la colmena aporta 7 productos, ellos son la miel, el polen, la jalea real, las larvas, el propóleo, la cera y el veneno; todos son de gran importancia para la elaboración y preparación de productos terapéuticos más saludables y efectivos.

Hasta aquí se han abordado cuestiones básicas de la Medicina Tradicional y Natural y que pueden servir para educar hacia el mantenimiento de la salud y en interrelación con el medio ambiente, esta es la base del entendimiento de la Medicina Tradicional y Natural, y no sólo tomar de la naturaleza lo que nos sirve para elaborar medicinas o alimentos, sino su propia influencia; con este conocimiento podemos aprender a vivir utilizando lo que de forma natural nos brinda, sin tener que llegar a que aparezcan las enfermedades. En Medicina Tradicional y Natural se concibe a la salud y a la enfermedad en términos integrales, comprendiendo que la salud depende del estado de felicidad del individuo, y que equilibrando adecuadamente las energías del cuerpo se pueden reducir los procesos de deterioro físico y las enfermedades.

Toda la actividad de la vida debería apuntar hacia la meta de vivir en un balance armonioso con el cosmos, las estaciones, la propia constitución y el estadio de la vida, y para evitar las enfermedades es de suma importancia: una dieta adecuada, actitudes apropiadas y saludables, poniendo énfasis en el balance, el ritmo y la armonía, con una actividad física regulada, teniendo presente la edad y la constitución física de cada persona; en resumen para esta medicina la palabra enfermedad significa únicamente un modelo de desarmonía, no un síndrome en el sentido médico.

Los resultados obtenidos en la investigación que dio origen a este material bibliográfico, permiten plantear que la MTN puede utilizarse según las necesidades y dificultades de los sujetos de la educación y contribuyó a la Educación para la Salud de los niños, adolescentes y jóvenes de diferentes niveles de enseñanza, así como el personal pedagógico que dirigió el proceso docente.

Son los educadores los máximos responsables de Educar para la Salud, porque una gran parte de la vida de las personas transcurre en el ámbito escolar y son los maestros guías y patrones a seguir, por lo que su influencia es muy importante para este objetivo, no obstante esa labor puede extenderse hacia la comunidad, lo que pondrá a la escuela como ente importante en la formación de las personas en la sociedad.

BIBLIOGRAFÍA

Alan Dale, Ralph: Acupuntura con sus dedos. Un sistema curativo de dieciochos puntos. Ed. Dialectic Publications, Inc. Estados Unidos, 1997. (material fotocopiado).

Álvarez de Zayas, Carlos M.: El Diseño Curricular en la Educación Superior Cubana. MES. Ciudad de La Habana, 1996.

_____ Didáctica. La Escuela en la Vida. Ed. Pueblo y Educación. Ciudad de La Habana, 1999.

_____ Metodología de la investigación científica. Santiago de Cuba, 1995. (fotocopia).

Àlvarez de Zayas, Rita M.: Hacia un currículum integral y contextualizado. Ciudad de la Habana. 1998. (soporte magnético).

Álvarez Díaz, Tomás A.: Acupuntura. Medicina Natural Asiática. Ed. Ciencias Médicas. La Habana, 1988.

_____ Manual de Acupuntura. Ed. Ciencias Médicas. La Habana, 1992.

Arias Castro, Bonifacio: Traducción completa de géneros manuales de masaje. Masaje tradicional y tradicional. Holguín,1999. (material mecanografiado).

Asís, Moisés: Apiterapia para todos. Cómo usar los siete productos de la colmena para curar. La Habana. Ed. Científico-Técnica. La Habana, 1996.

Ausubel, D.: Teory and problems of chield development. Grune Shartton. New York, 1958.

Borrero Rivero, Rolando: Estrategia Didáctica para Dirigir la Educación para la Salud en la Secundaria Básica. Tesis presentada en opción al Grado Científico de Doctor en Ciencias Pedagógicas. Ciudad de La Habana, 2000.

Burton Goldberg, Group: Medicina Alternativa. La Guía Definitiva. Future Medicine. Ed. The Publishing, Inc. Estados Unidos,1999.

Busquets, María D.: Educación integral y desarrollo curricular. Cuadernos de Pedagogía. No 271. Ed. Praxis. España, 1998.

Busquets, María D. y otros: Temas Transversales en Educao. Bases para una formacao integral. Ed Atica Series Fundamentos 138. Brazil, 1998.

Caselles Pérez, José F. y María L. Cámara Conejero: La Educación para la Salud, la prevención de las drogodependencias y diversas disciplinas de pedagogía implicadas. Anales de Pedagogía No.5. Ed. COMPOBELL. S.A. España, 1987.

Castro–López Ginard, Hiram y otros: Psiquiatría. t.2. Ed. Pueblo y Educación. Ciudad de La Habana, 1989.

Cullen, Carlos. Los Temas Transversales y su relación con los CBC. Novedades Educativas No.50. Argentina, 1996.

Díaz Mostellari, Marcos: Trofoterapia Tradicional. La Habana, 1998. (material fotocopiado).

Engels, Federico: Dialéctica de la Naturaleza. En Cuadernos Filosóficos. Ed. Política. La Habana, 1987.

Fellner, Tara: Aromaterapia Familiar. Ed. Selector. México,1997.

Fernández Cuenca, Maricela: Tesis para optar por el título de Master en Medicina Tradicional y Natural. Facultad de Ciencias Médicas "Mariana Grajales". Holguín, 1997.

Fernández Iglesias, Tamahara: Alternativa para la Educación Alimentaria Nutricional en la Carrera Licenciatura en Cultura Física. Tesis en Opción al Título de Master en Didáctica de la Química. Holguín, 2001.

Fernández Rizo, Georgina X.: Notas de clase del curso de postgrado: Bioenergética, impartido por la Doctora de Primer Grado en Medicina Tradicional y Natural Bárbara Rebeca Angulo Wong. Holguín, 1999.

Ferreiro Gravié, Ramón y Pedro L. Sicilia González: Higiene de los niños y adolescentes. Ed. Pueblo y Educación. Ciudad de La Habana, 1988.

Fraga Rodríguez, Rafael: Diseño Curricular. Modelación del proceso de formación de profesionales técnicos. 1995. (material mimiografiado).

García Otero, Julia: Planeamiento y desarrollo y evaluación curricular. Ciudad de la Habana, 2001. (soporte magnético).

González Pupo, Leonor: Metodología para la integración de los conocimientos biológicos y metodológicos en el proceso de enseñanza aprendizaje de la metodología de la Biología. Tesis en opción al título de Master en Ciencias de la Educación. ISP. Santiago de Cuba, 1999.

González Rey, Fernando L.: Motivación moral de adolescentes y jóvenes. Ed. Científico y Técnica. La Habana, 1983.

González Serra, Jorge D.: Teoría de la motivación y práctica profesional. Ed. Pueblo y Educación. Ciudad de la Habana, 1995.

Harmturt, Heine: Homotoxicología. Una síntesis de las orientaciones médicas basadas en la Ciencias Naturales. Ed. Edimsa. México, 2000.

López Sánchez, José: Ciencia y Medicina. Historia de las ciencias. Ed. Científico-Técnica. Ciudad de La Habana, 1989.

Lloret, Mario: Deporte y Salud. Apunts No.19. Educación Física I. Ed. Generalitat de Catalunya. España, 1990.

Madrid Gutiérrez, Juan: Medicina Natural. La acupuntura. Ed. EDISAN. España, 1987.

Martínez Viera, Rafael y otros: Diccionario Terminológico de Biología. Ed. Científico-Técnica. Ciudad de La Habana, 1989.

MINSAP: Diccionario terminológico de Ciencias Médicas. XI Edición en español. Ed. Científica-Técnica. La Habana, 1984.

_____ Diccionario Terminológico de Educación para la Salud. Cuba, 1991. (folleto).

_____ Guía práctica para el uso de las Plantas Medicinales. Grupo Asesor Plantas Medicinales. Cienfuegos, 1991.

_____ Las plantas medicinales en la terapéutica. Ciudad de La Habana, 1990. (folleto).

Mulet Pérez, Agustín y Bernardo Acosta Martínez: Digitopuntura. Facultad de Ciencias Médicas. Holguín, 1996.

Naciones Unidas: Material Educativo. Nivel Secundario. Ed. Pearson Publishing Ltd., 1995.

Nocedo de León, Irma y Eddy Abreu Guerra. Metodología de la investigación pedagógica y psicológica. t. 2. Ed. Pueblo y Educación. Ciudad de La Habana, 1989.

Ochoa Soto, R. y otros. Promoción de Salud. Compilaciones. Centro Nacional de Promoción y Educación para la Salud. Ed. Pueblo y Educación. Cuba, 1997.

OMS: Carta de Otawa para la Promoción de Salud. Ottawa. Canadá, 1986.

OPS y OMS: Los proyectos locales de promoción de la salud. Nuevos escenarios para el desarrollo de la salud pública. Serie Desarrollo de la Representación. No.19. Cuba, 1995.

Ortigoza Garcell, Carlos: Lecturas de diseño curricular. Universidad "Oscar Lucero Moya". Holguín, 1997. (soporte magnético).

Páez Suárez, Verena: El currículum de aprendizaje: Indicadores para su diseño. Universidad Pedagógica "Enrique José Varona". Facultad de Ciencias de la Educación. Ciudad de la Habana, 2001. (soporte magnático).

Pérez Lovelle, Reynaldo: La psiquis en la determinación de la salud. Ed. Científico Técnica. Ciudad de La Habana, 1989.

Pérez Rodríguez, Gastón y Irma Nocedo de León: Metodología de la investigación pedagógica y psicológica. t. 1. Ed. Pueblo y Educación. Ciudad de La Habana, 1989.

Pérez Rodríguez, Gastón y otros: Metodología de la investigación educativa. Ed. Pueblo y Educación. Ciudad de La Habana, 1996.

Pichs, Lourdes: Lo similar cura lo similar. Periódico "Ahora". Holguín, 1999.

Piédrola Gil, G. y otros. Medicina Preventiva y Salud Pública, 8va. Edición. Ed. Salvat. España, 1988.

Ramírez Márquez, Abelardo: Conferencias especiales y Mesas Redondas. Pedagogía 90. Ed. Pueblo y Educación. La Habana, 1990.